U0222399

中外疫灾治理史鉴

中国特色社会主义疫灾治理优势比较

吕虹◎编著

人民日报出版社
北京

图书在版编目(CIP)数据

中外疫灾治理史鉴：中国特色社会主义疫灾治理优势比较／吕虹编著．— 北京：人民日报出版社，2020.11
ISBN 978-7-5115-6621-8

Ⅰ．①中… Ⅱ．①吕… Ⅲ．①瘟疫－医学史－研究－世界 Ⅳ．①R51－091

中国版本图书馆 CIP 数据核字(2020)第 214151 号

书　　名：中外疫灾治理史鉴：中国特色社会主义疫灾治理优势比较
ZHONGWAIYIZAI ZHILISHIJIAN：ZHONGGUOTESE SHEHUIZHUYI YIZAIZHILI YOUSHIBIJIAO
作　　者：吕　虹

出 版 人：刘华新
责任编辑：万方正
封面设计：云　畅

出版发行：人民日报出版社
社　　址：北京金台西路 2 号
邮政编码：100733
发行热线：(010)65369527　65369846　65369509　65369510
邮购热线：(010)65369530　65363527
编辑热线：(010)65369533
网　　址：www.peopledailypress.com
经　　销：新华书店
印　　刷：三河市祥宏印务有限公司

开　　本：710mm×1000mm　1/16
字　　数：160 千字
印　　张：12
印　　次：2020 年 12 月第 1 版　2020 年 12 月第 1 次印刷

书　　号：ISBN 978-7-5115-6621-8
定　　价：42.00 元

目　录

绪论 人类疫病与国家治理

新型冠状病毒肺炎疫情把全世界的目光再次聚焦到一个几乎伴随了整个人类历史的名词——流行疫病。毋庸置疑，疫病对人类社会的影响巨大。史实一再证明，流行疫病不但严重戕害了人类的身心健康，而且影响了人类文明的发展进步——人群的迁移、文明的荣枯、社会的盛衰、政体的变革、产业的转型、科技的发展——人类历史上的一切，竟然都绕不开那些看不见摸不着的流行疫病微生物。从某种意义上讲，人类的历史就是一部治理疫灾的历史。人类对疫灾的治理并非一帆风顺，因为发展阶段的不同，国家制度、治理体系、思想观念等上层建筑的不同，以国家为主要代表形式的人类文明体在治理疫灾时，体现了不同的能力，产生了不同的效果。比较不同条件，特别是不同制度下文明体在疫灾治理这场特殊战斗中的表现，从而提炼出有益于当下疫灾治理的一般规律，无疑是一件非常有意义的工作。

一、人类疫病的一般传染规律

疫病主要是指发生在人、动物或植物身上，并具有可传染性的疾病的统称，一般由寄生虫、细菌、病毒等微生物引起。千百年来，疫病一直是人类共同的敌人。在历史发展进程中，疫病最直接的影响是威胁着人类的身心健康和社会、经济安全。任何疾病的产生都有其必然性。正确认识和了解疫病的产生及其发展的规律，是维护人类健康的最基本条件之一。

（一）疫病的发生机制

疫病的发生机制比较复杂，一般可以从病原体的入侵部位、病原体的机体内定位、病原体的排出途径三个范畴加以认识。

病原体的入侵部位与发病机制有密切关系，入侵部位适当，病原体才能定植、生长、繁衍及引起病变。病原体入侵并定植后，可在入侵部位直接引起病变，如恙虫病的焦痂；也可在入侵部位繁殖，分泌毒素，在远离入侵部位引起病变，如白喉和破伤风；也可进入血液循环，再定位于某一脏器（靶器官）引起该器官的病变，如流行性脑脊髓膜炎和病毒性肝炎；还可经过一系列的生活史阶段，最后在某脏器中定居，如蠕虫病。各种病原体的机体内定位不同，各种疫病也都有其各自的特殊规律性。各种疫病都有其病原体排出途径，是患者、病原携带者和隐性感染者有传染性的重要因素。有些病原体的排出途径是单一的，如志贺菌只通过粪便排出；有些病原体可有多种排出途径，如脊髓灰质炎病毒既可通过粪便排出又可通过飞沫排出；有些病原体则存在于血液之中，当虫媒叮咬或输血时才离开人体。病原体排出体外的持续时间有长有短，因此，不同的疫病有不同的传染期，疫情持续的时间也不同。

（二）疫病的发展过程

疫病的发生与发展都有一个共同的特征，就是疾病发展的阶段性。发病机制中的阶段性与临床表现的阶段性大多数是互相吻合的，但有时并不完全一致，例如，伤寒在第一次菌血症时还未出现症状，第四周体温下降时肠壁溃疡尚未完全愈合等。

1. 疫病潜伏期

自病原体侵入机体到临床症状最早出现的这一段时间称为潜伏期。潜伏期的长短主要与病原体在机体内繁殖时间有关。此外，也受病原体的数量、定位部位及其达到定位器官的途径等因素的影响。潜伏期有长有短，例如，葡萄球菌食物中毒，只有数小时。长的可达数月甚至数年，如狂犬病、麻风、艾滋病等。常见的潜伏期为数日至十数日，如麻疹、伤寒、猩红热。即便是同一种疾病，其潜伏期也不尽相同，但大多数局限于一个范围内。通称的某病的潜伏期是指最常见的潜伏期，例如水痘的潜伏期最短 10 天，最长 21 天，最常见的潜伏期是 14—18 天。

2. 疫病临床症状期

临床症状期为出现该病特异性症状和体征的时期。病人在临床症状出现的前驱期或稍后，机体的组织已遭损害，因而开始排出病原体，起传染源作用。许多疾病对周围的危害性随病程的发展而加重。重症病人所排出的病原体量较大，轻型患者排出量较小，例如，细菌性痢疾、伤寒、百日咳等。此外，有些疾病在临床症状期开始不久，病原体的排出即告停止，如麻疹、水痘；也有的逐渐减少，如百日咳、鹦鹉热。

病人的传染源作用不仅取决于所排出的病原体量的多少，而且也与病人的行为特点有关，因为这些特点可以抑制或促进疾病传播。重症病人即使处于隔离条件下，也难以完全根绝向外传播的可能性，例如，在隔离条件不佳或亲友到医院探视病人时，均可导致传播。轻型或非典型病人往往不加隔离，他们可以自由活动，故流行病学意义较大。个别轻型病人由于从事与人接触较多的工作，而导致疾病在该单位暴发或流行，屡见不鲜。

具有慢性临床过程的病人，由于持续排出病原体，因而对周围健康人群威胁时间较长，例如结核病病人。

3. 疫病传染期

疫病患者排出病原体的整个时期称为传染期。其长短因病而异，即使同种疾病，它的传染期也未必完全相同。传染期可通过病原学检查和流行病学调查结果判定。传染期的长短在一定程度上影响疾病流行特征。传染期短的病，所引起的续发病例成簇出现，每簇病例之间有一定间隔，间隔期限相当于该病的潜伏期。传染期长的病，续发病例陆续出现，拖的时间很长。传染期是决定疫病病人隔离期限的重要依据。

4. 疫病恢复期

临床症状消失后，病人进入恢复期。此时，机体在传染过程中所引起的损害逐渐恢复到正常状态，免疫力也开始出现，病人体内的病原体迅速被清除，不再成为传染源，如天花、麻疹。但有些疫病如白喉、伤寒、痢疾、病毒性乙型肝炎等，在恢复期仍可排出病原体，继续作为传染源。有些疾病排出病原体的时间很长，甚至终身作为传染源，如部分伤寒病例可成为慢性带菌者。所以，不同类型疾病的恢复期有不同的流行病学意义。

（三）疫病传播途径

病原体从传染源排出后，侵入新的易感宿主前，在外界环境中所经历的全部过程称传播途径，即病原体更换宿主在外环境中所经历的全过程。

传播途径可分为水平传播和垂直传播两大类。水平传播，是指人与人（或动物）之间以水平形式平行传播，包括经空气、水、食物、接触、媒介节肢动物、土壤传播和医源性传播等。垂直传播，指母体传给子代的传播。从广义上讲，垂直传播属于间接接触传播。

水平传播与垂直传播交替出现的一种传播方式称为“Z”型传播。不同传播途径引起的疫病具备不同的流行病学特征，掌握病原体的传播方式有助于对传播途径进行分析和判断。

（四）影响疫情的主要因素

影响疫情的主要因素有自然因素和社会因素。了解影响疫情的主要因素，对于我们从根本上进行疫灾治理具有重要意义。

1. 自然因素对疫情发展的影响

影响疫情扩散的自然因素很多，其中最明显的是气候因素与地理因素。

气候因素不仅对人群活动、动物宿主和媒介昆虫的孳生繁殖有明显影响，而且对环境中的游离性病原体的存活时间也有作用。有流行病学意义的气候因素包括气温、降水量、湿度、风速与风向等。气候因素对虫媒疫病及动物源性疫病的影响最大，如气温、湿度和雨量与疟疾、流行性乙型脑炎的流行明显相关。因为这些气候因素对蚊媒孳生繁殖及病原体在蚊体内的增殖和生活周期有直接影响。夏秋季节暴雨引起洪水泛滥，居民与带有钩端螺旋体的猪、鼠粪尿污染的水体接触，而导致钩端螺旋体病暴发。风可作为疫病病原体和昆媒传播的载体，故风向、风速对某些疫病的传播和分布也有影响。地理因素对疫病流行影响也比较大。例如，我国嗜盐菌食物中毒多见于沿海地区等。

2. 社会因素对疫情发展的影响

社会因素包括生产、生活条件、医疗卫生状况，经济、文化、宗教信仰、风俗习惯、生活方式、人口密度、人口移动，职业、社会动荡和社会制度等。

不同生产环境和生产方式对疫病或寄生虫病均有明显影响。例如，农民下水田插秧、收割、捕鱼、摸虾或打湖草而感染血吸虫病；菜农在用未经处理的新鲜人粪施肥的菜地里赤脚、光手劳动可感染钩虫病；牧民接产患布鲁菌病的母羊所产出的羊羔而感染布鲁菌病；我国南方冬季兴修水利，民工在野外简易工棚中留夜而感染流行性出血热；我国东北地区伐木工人在林区劳动而感染森林脑炎；医务人员在防护条件不佳、制度不严的医院工作往往容易发生院内感染等。

居住条件、营养水平、饮食及卫生习惯等因素是生活条件的主要构成部分。居住拥挤、室内卫生设施不佳均可导致呼吸道及肠道疫病的传播。

医疗卫生条件的恶化或改善，特别是卫生防疫措施的好坏对促进或抑制疫病传播起着重要作用。例如，在计划免疫工作推行较好的地区，脊髓灰质炎、麻疹、结核病、百日咳、白喉及破伤风的发病率与死亡率就会下降。

生活方式、风俗习惯、宗教信仰、文化素养等因素也可影响流行过程。例如，我国有些地区居民喜欢吃生的或半生的水产食品，如蝲蛄、鱼、蟹、毛蚶等，而引起肺吸虫病、华支睾吸虫病、绦虫病、甲型肝炎等病发生；缺少饭前便后洗手卫生习惯者易发肠道疫病。在推行全球消灭天花计划及实施消灭脊髓灰质炎的计划过程中，个别国家或地区的文化差异也会干扰免疫接种计划的推行，因而对当地消灭疫病的计划有一定的影响。

自然灾害、经济贫困、战争或内乱、人口过剩或人口大规模迁移、城市衰败等因素均可导致疫情的扩散。

实践证明，发展经济，改善人民物质生活条件，有助于疫病发病率及死亡率的降低。在改善物质生活条件的同时，也必须加强群众精神文明教育，注意改变不良生活习惯，讲究个人卫生及公共卫生，增强自我保健意识，才能降低疫病及其他一些与精神文明密切相关的疾病的发病率及死亡率。

二、疫灾对人类社会的影响

疫灾一直被认为是威胁人类生存与健康、阻碍社会及经济发展的最主要危害之一。历史上大规模暴发的疫灾，曾给人类社会带来巨大创痛，它不仅夺去了数以亿计的人的生命，而且在短期内对社会经济及其他方面造成严重破坏。据史料记载，在古代，几乎每隔几年便会发生一次大规模的疫病。而在近现代甚至当代社会里，传统疫病并未完全绝迹，新的疫病不时出现，以至于前世界卫生组织在《1996 年世界卫生报告》中惊呼："我们正处于一场疫病全球危机的边缘。没有一个国家可以躲避这场危机！"疫灾对社会的影响是国家治理乃至全球治理的重要内容，攸关民族发展和人类命运共同体的构建，必须认真总结梳理。

（一）疫灾对人类文明的影响

疫灾伴随人类文明而来，同时对人类文明产生了深刻和全面的影响，有时甚至比战争、革命、暴动的影响更猛烈。从历史上席卷全球的疟疾、伤寒、霍乱、鼠疫、天花，到 21 世纪开始流行的非典型性肺炎、禽流感、登革热、埃博拉、新型冠状病毒肺炎（以下简称新冠肺炎）……可以说，人类的文明史，就是与疫病同行的历史，也是与疫病抗争的历史。历史学家发现，在大部分有记载的历史中找不到人类社会持续进步的记载。这其中的一个主要原因就是疫灾的暴发——疫灾使得人口数量无法持续增加，生产效率难以有效提高。大规模的疫灾暴发甚至影响了历史的演进。

首先，疫病曾毁灭文明。从短期来看，疫灾只是一种外部冲击，对经济增长的影响不能高估，但是，疾病可能会影响制度的演变，甚至文明之间的存亡。人是文明的基本要素和文明传承的主要载体，毁灭人就是在毁灭文明，印第安文明、玛雅文明的消亡都是如此。比如，历史上鼠疫导致的死亡人数超过 2 亿。而数百名西班牙殖民者能够征服阿兹特克帝国（现墨西哥），主要办法是让对手染上致命天花病毒，直接导致两千多万土著人死亡。[①] 显然，如果没有大量人口的快速下降和社会崩溃，欧洲人征服美洲的进程将会缓慢得多。相反，欧洲人对亚洲和非洲没有疫病免疫上的优势，因此对他们只能采取贸易的关系，比如东印度公司以及非洲的奴隶贸易，而且必须依靠与当地统治者的合作。因此，美洲和欧洲的疾病环境在欧洲征服美洲过程中扮演了首要的决定性的角色。

其次，疫病伴随文明。一部人类文明的发展史，也是疫病的迁移史。狩猎时代，病菌相对固定地寄宿于野生动植物，人类因迁徙移动被感染的机会不大。农耕时代，人类停止迁徙，人口密度大增，这为病菌的深度传播提供了舒适的温床。工业时代，人类城市化栖居，城市人口密度越来越大，不断增多的流动人口、更加便捷的交通，让病菌搭上了广泛传播的高速便车，疫情的扩散速度和控制难度都远超以往。病菌与人类进行的是一场不断升级的竞赛。早期，人类对待疫病的唯一手段是缓解症状，靠自身免疫系统的自然机制调节。病菌的优势是繁殖速度快、基因突变快，这意味着每次新疫病出现后人类都会先经历大规模的死伤，然后再经过几代人的时间产生抗体、获得免疫力。但这种共生共存和相对平衡是短期的、暂时的，旧的病菌不断升级变异，新的病菌不断从野生动物传到人。

① 胡汉昌：《疫病阻挡不了文明前行的步伐》，荆楚网转引自《湖北日报》，http://m.cnhubei.com/content/2020—01/30/content_12659708.html。

最后，疫病阻挡不了文明前行的步伐。疫病的流行，让人类付出了惨痛的代价，但人类在承受疫病带来的损失和痛苦时，也同样在创造着文明。疫病非但没有毁灭人类，反而激发出人们抗击疫病的勇气和能力，一次次击退疫病，使人类的繁衍得以生生不息、充满生机，也使人类变得更加坚强、更加理性、更加智慧，从而一次次推动人类文明向前发展。例如，两汉之际伤寒流行，张仲景《伤寒杂病论》就问世于这种现实需求中；明代各种瘟疫流行，促使吴又可《瘟疫论》的问世；黑死病在欧洲暴发之后，实际工资提高而地租下降，在农民和地主的博弈中，地主的讨价还价能力逐渐受到削弱，这才给资本主义的兴起提供了机会；抗生素和疫苗的发明，使人类不再处于被动防守的地位，于是天花绝迹了，小儿麻痹症、麻风病等重大疫病即将消亡……旧病菌的变异和新病菌的出现越来越快，人类研发新药的速度也越来越快，战胜疫病的能力越来越强，总体而言，疫病对人类社会的破坏和冲击力早已呈逐步衰减之势。同时，疫病大规模流行时，政府、民间的积极应对，推动了国家公共卫生体系的建立、政府防疫制度的完善，也有利于民间防疫习俗的形成以及公众卫生意识的养成。

需要指出的是，由于文明的进步，人类与疫病的斗争取得了一些胜利。但人类也应该认识到，疫病与文明的关系，相当程度上也是人与自然的关系。在人类之前，细菌、病毒就在自然界广泛存在，与它们共存是人类无法回避的客观事实。新型疫病绝大多数来自野生动物，而且发生的频率越来越快。因此，人类应牢固树立生态文明理念，敬畏自然，与自然和谐相处。

（二）疫灾对社会经济的影响

疫灾对社会经济的影响，可以从短期和长期两个角度判断。

疫灾对经济的短期影响主要有两个方面：一是它导致劳动力的减少，从而降低了经济产出；二是它带来的恐慌导致了消费的收缩和储蓄的增加，而消费在短期内的减少带来了经济的下降。

疫灾对经济的长期影响，至少受四个方面因素的影响：

首先，在比较简单的情况下，人均产出水平是由每个劳动力平均拥有的资本数量决定的。在疫灾导致大量劳动力减少的情况下，由于资本存量没有受到破坏，人均资本占有量提高了，从而应该提高生活水平，并在过渡时期内导致经济增长率的提高。

其次，从长期来说，资本都是由储蓄形成的。储蓄率越高，最终的人均资本占有率就越高，生活水平就越高。如果全社会的人把当年收入用尽，就没有资本进行投资，资本总量就永远无法增长。大规模的疫病导致部分家庭的生活水平显著恶化，势必降低他们的储蓄率；同时其他未感染的家庭受此影响，也要增加预防性的储蓄，以应付可能的疾病。所以总体储蓄率的变化方向是不清楚的。如果疫病造成的死亡规模不大，但恐慌效应很大，总体储蓄率就要上升，从而提高经济增长率，反之亦然。

再次，经济增长最终要靠技术进步。蒸汽机代替风车、拖拉机代替耕牛、计算机代替算盘、电话代替驿马都会带来经济增长和社会进步。但技术进步要通过教育和人力资本的积累来实现。而疫情显然严重破坏了这种人力资本的积累。对生命无常的认识使得人们失去了投资于人力资本的兴趣。世界卫生组织的一份报告指出，东亚经济从20世纪60年代到80年代末的增长奇迹中，大约有1/3的贡献来自于健康状况的提高。

最后，疫灾破坏人们创造发明的激励机制。一个国家的市场越大，发明带来的商业利润越多，人们越愿意进行发明创造。大规模疫情的暴发会带来人口总量的减少和市场规模的收缩，从而影响人们进行创造发明的积极性，妨碍经济增长。

（三）疫灾对国家安全的影响

疫灾对国家安全的影响也不容忽视。传统的现实主义国家安全观基本上忽视了疫灾对国家安全的深刻影响，而是片面地关注国家间的战争、各国军事力量对比等等。但正如理查德·奥曼（Richard Ullman）指出的，“片面地从军事方面定义国家安全带来了对现实的深刻误解。这种误解使得国家仅仅考虑军事威胁而忽略了其他方面的、或许更为致命的威胁”。根据世界银行的报告《为健康投资》提供的资料，1990年疫病的全球死亡人数达1669万，占总体死亡人数的34.4%，而死于战争的人数仅为32万，占0.64%。死于疫病的人数是死于战争人数的50多倍。事实上，战争总是和疫病相联系的。战争加速了疾病传播，比如第一次世界大战期间，随着军队的行程，西班牙大流感随之在全球范围内暴发并导致大规模人口死亡。在某些时候，军队有可能是被病菌而非敌人打败的。

（四）疫灾对人类健康的威胁

尽管当代世界科技进步日新月异，社会治理水平有了极大提升，但知识和组织都无法改变人们在面对寄生性生物入侵时的脆弱无助。疫病过去是，而且以后也一定会是影响人类健康的一个最基础的决定因素。

其中一个重要原因是，即使疫病在发达国家已经得到了相当有效的控制，但是在发展中国家，疫病仍然在危害人类的健康。有数据表明，欧洲每年死于疫病的人口仅占总死亡人数的5%，但是在非洲，60%以上的死亡人口是由于染上了疫病。我国是结核病的主要流行区，每年因结核病死亡的人数达10万以上。在寄生虫病方面，长江以南地区就有近100万以上的日本血吸虫带虫者时刻忍受着疾病的煎熬，而且每年的新感染病例在以20%以上的速度增加。10年前，艾滋病对很多中国人来讲还是一个很陌生的名词，而今天艾滋病的感染率正在以每年30%的速度增长，对中国民众的健康造成极大威胁。

（五）疫灾对全球化的影响

随着全球化的发展，人口日益在全球范围内流动，疫病也随之在世界范围内传播。当今世界，携带病菌的病人从一个国家到达另一个国家，所需要的时间往往比疫病的潜伏期还要短。频繁的人口流动使得传统的隔离方式效果大打折扣，也使得一国暴发的疫病会迅速地传播到其他国家。比如，我们消费越来越多的加工食品，这些食品可能来自遥远的他乡甚至异国。在种植、采摘、加工、包装、运输、储存和销售等任何环节出现污染，都可能导致疫病传播。疯牛病和口蹄疫就是非常著名的例子。同时，气候等自然生态环境变化和生态系统失衡，也可能恶化原有疫病或引发新的疫病。1860年以来，全球平均气温升高0.6℃，气温升高和降雨量增多，增加了疫病病原体生长繁殖的机会。生态系统失衡，环境质量下降，对人类健康造成危害。此外，污染环境的有害物质，如废气、废水、废渣、放射性物质等过度排放，不仅对生态环境造成污染，而且也会引起生物体变异，产生新的致病微生物，导致突发急性疫病的发生。当前，新冠肺炎等重大疫病的快速蔓延进一步告诫国际社会，疫病的流行没有地区和国界的限制。任何一个国家、民族和社会，都经不起疫病的危害。作为正在致力于实现民族复兴的中华民族，更应该和世界各国一道，切实提高疫灾治理能力，推进构建人类命运共同体。

三、疫灾防控与国家治理

习近平总书记指出：“坚持和完善中国特色社会主义制度、推进国家治理体系和治理能力现代化，是关系党和国家事业兴旺发达、国家长治久安、人民幸福安康的重大问题。”[①] 将疫情的危害控制在最低程度，是一个国家经济可持续性发展的重要保证。一旦出现疫情，政府必须及时进行有力有效的应对，以保障人民群众的生命安全，维护社会稳定发展大局。2003 年的非典型性肺炎疫情，深深触动并引发了中国公共应急治理体制的改革，也唤醒了国人的公共卫生意识。时隔 17 年之后，新冠肺炎疫情来势更加凶猛，防范形势异常严峻。如何认识和应对以疫灾为代表的各类突发性公共事件，全面完善提升国家疫灾治理体系和能力，将是新时代我国国家治理的常态化工作，也是中国特色社会主义一项紧迫的基本制度建设任务。

（一）疫灾治理是国家治理能力的重要内容

疫灾治理是国家治理能力的重要内容。这是因为，疫灾是造成或者可能造成重大人员伤亡、财产损失、生态环境破坏和严重社会危害，危及公共安全的紧急事件。具有传染性、扩散性、危害性的疫病疫情，直接危及的是人们的生命安全，如果政府的治理方法不及时、不得当，无法有效控制疫情的扩散蔓延，就会引发社会的普遍恐慌，甚至引发疫情扩散区健康群体对疫区民众或疑似者群体采取不理性的伤害行为，进而造成更大的社会撕裂或对立，这将给国家安全、民族团结、社会稳定带来深远的负面效应。因此，对重大突发疫灾的治理水平，体现了一个国家的治理体系的完善程度、治理能力的强弱，是对国家治理体系和能力的重要检视和考验。这种考验，主要体现在以下几个方面：

---

① 习近平：《坚持和完善中国特色社会主义制度　推进国家治理体系和治理能力现代化》，《求是》2020 年第 1 期。

1. 疫灾等突发性公共卫生事件的预警能力是国家治理能力的重要体现

预警是避免公共安全事件恶化的重要途径之一，是针对事件进一步发展的高度警示。《中共中央关于坚持和完善中国特色社会主义制度　推进国家治理体系和治理能力现代化若干重大问题的决定》（以下简称《决定》）要求，要“提高预测预警预防各类风险能力，增强社会治安防控的整体性、协同性、精准性。”党的十九届四中全会同时提出，要“健全公共安全体制机制”“构建统一指挥、专常兼备、反应灵敏、上下联动的应急管理体制，优化国家应急管理能力体系建设，提高防灾减灾救灾能力”。疫灾等突发性公共卫生事件要求政府联合社会力量，在最短的时间内，通过已有的或者正在组建并且完善的预警机制，采取合法、合理与合情的手段获取最有效的信息，随后采取各种积极、有效的措施，比如制定最优的政策，以达到将疫灾等危机事件可能对社会造成的危害降低到最低程度的目的。同时应该注意，一套好的预警机制涉及政治科层体系与社会结构的相关要素有机整合，单纯依靠政治科层体系的预警系统是不全面的，还需要关注社会结构要素的作用。

2. 应对疫灾的决策能力是国家危机治理能力的重要表现

随着国内外安全形势和安全环境的发展变化，我国国家安全面临的不稳定、不确定因素显著增多，危机逐渐成为国家安全面临的一个常态，并且呈现出迅速增多的趋势。危机治理是国家安全战略重要的组成部分。疫灾等突发公共事件一般具有即时性、偶发性、不确定性，因此，完全准确地预测和彻底杜绝几乎是不可能的。重要的是，危机一旦暴发，是否能迅速制定有效应对危机的对策。因此，政府必须依据危机快速做出权威决策并强制执行，及时采取一系列有效措施防控危机，以便把危机造成的损失控制到最小程度，避免其发展为复杂的社会危机。特别是大规模疫情的暴发，其疫灾危机影响程度加深，影响范围扩大，不仅仅表现在伤亡人数上，也有可能对政权的稳定性产生威胁，甚至影响世界其他国家的经济发展，所以，面对大规模疫情的暴发，政策制定者要坚持快速决策和敢于承担风险，提高政策制定效率。

3. 灾后社会秩序的恢复能力是国家治理能力的重要反映

国家治理的第一要务是规范社会秩序、解决社会问题、维护社会安全稳定。秩序稳定是国家发展的前提，是人民生活最基本的保障。社会有序稳定犹如空气和阳光，受益而不觉，失之则难存。没有有序稳定的社会环境，没有安定团结的政治环境，什么事情都干不成。只有维护有序稳定，保持社会和谐，才能保证国家路线方针政策的贯彻执行，保证人民安居乐业。灾后社会秩序的恢复能力是国家治理能力的重要反映，只有加强灾后社会秩序的恢复能力，才能为社会正常运行、避免引发次生“灾害”提供重要保障。在2020年2月3日中央政治局常委会会议研究应对新型冠状病毒肺炎疫情工作的重要讲话中，习近平总书记强调指出，“做好维护社会稳定工作，是有效应对重大疫情的重要保障”，并着重就全力维护正常经济社会秩序、维护医疗救治秩序、扎实做好社会安全稳定工作、切实维护正常交通秩序等四个方面作出安排部署，进一步夯实了战胜疫情的坚实基础。必须认真学习贯彻习近平总书记在抗击疫情中的重要讲话精神，统筹抓好改革发展稳定各项任务，全力做好稳就业、稳金融、稳外贸、稳外资、稳投资、稳预期工作，维护社会秩序，推动经济平稳健康发展，打好精准脱贫攻坚战，以法治思维和法治方式做好疫情防控；加强组织领导，压实属地责任，坚决破除形式主义、官僚主义，以钉钉子精神把工作抓实抓细抓落地，坚决打赢疫情防控阻击战总体战，迅速恢复社会秩序。

4. 社会参与动员能力的强弱是国家制度是否优越的重要展示

政府在疫灾的预警、处置及恢复重建工作中所发挥的主导作用是显而易见的。但是，对于开放、多元的当代社会现实而言，疫灾突发公共事件既是对政府执政能力的巨大考验，也是对社会综合能力的严峻挑战。只有积极调动社会力量的能动性，充分发挥社会的凝聚力，激发公众的团聚力，群防群治，才能有效应对突发事件。我国国家制度和国家治理体系具有坚持人民当家作主、发展人民民主、密切联系群众、紧紧依靠人民推动国家发展的显著优势。这一显著优势有多种表现，其中一个重要方面是通过一系列行之有效的制度安排和活动规范，切实保障人民享有参与国家和社会治理的权利。面对新冠肺炎疫情，我国人民积极参与国家和社会疫灾治理，彰显了中国式民主广泛、真实、管用的特点和优势，能保证党和国家疫灾治理事业始终以人民为中心、为人民谋幸福，有效地汇聚起蕴藏在人民群众中的智慧和力量，为疫灾治理提供了源源不断的动力。必须加强制度建设，不断完善制度程序和参与实践，保证人民享有更广泛、持续、深入参与国家和社会治理的权利，丰富有事好商量、众人的事情由众人商量的制度化实践，进一步推进国家疫灾治理能力现代化。

5. 疫情公共信息收集和披露能力是国家危机管理能力的重要反映

信息是人类社会的重要媒介，也是社会行动的基础和前提。社会是庞大的、复杂的和流动的，充满了不确定性。社会事实丰富多彩，包罗万象，包含了无以计数的人、事、物及其错综复杂的关系。国家只有获取和掌握有关社会事实的信息，才能进行有效治理。2016 年 4 月 19 日，习近平总书记在网络安全和信息化工作座谈会上指出，我们提出推进国家治理体系和治理能力现代化，信息是国家治理的重要依据，要发挥其在这个进程中的重要作用。疫情相关的信息不仅是指社会事实的静态的状况，更是社会事实的动态发展的状况。其中有大量国家所未知的领域，也有大量国家尚未掌握的信息。疫情相关的信息具有潜在的危险性，可能成为不稳定因素或秩序破坏者。因此，在解决问题的过程中，国家或者不掌握有关疫情事实的信息，或者只有很少的不确切的疫情相关信息，甚至是一些有水分或扭曲的信息等，这些都构成了国家疫灾治理的重要挑战。从民众的角度看来，在疫灾危机时期更期待获取更多的相关信息，如果政府在权威发声方面缺位，那么就会为谣言兴起创造条件，并使政府的公信力受到侵蚀。对此情况，政府应建立疫灾突发事件信息系统，并通过各种媒介及时向公众发布疫情信息，使公众了解疫灾治理各阶段的情况，从而稳定公众情绪，增强政府公信力。因而，政府要设立专门的疫灾信息发布机构，如疫情新闻发布会、疫灾授权传媒等，及时、准确、坦白地向公众发布疫灾信息并保持自身的沉着、镇定，避免小道消息、流言等造成的消极影响，安抚民心、控制危机事态。

（二）疫灾治理是全球治理的重要内容

在深刻认识疫灾防控与国家治理的重要内在关系的同时，也必须全面把握疫灾治理与全球治理的关系。其中逻辑显而易见，在世界人口流动加快、国家间联系日益密切的今天，疾病控制不会再是某一个国家或地区自己的事情，疫情面前没有哪个国家能够独善其身；找到全球治理的最佳路径，比简单的物理阻隔更能治本。

1. 疫灾全球治理的概念与特征

疫灾的全球治理，是指个人和各种机构（包括国际组织、政府）共同参与疫病的综合治理。它强调多元主体以多种方式共同治理疫病问题。

与以国家主权为核心的现代疫病防控机制相比，疫灾的全球治理具有如下特点：第一，主体更加多元化。主权国家不再是国际卫生合作的唯一主体，各种非政府组织、私人团体、公私合营机构及区域性卫生组织在疫病的全球治理中也发挥着重要作用。第二，治理手段有刚有柔。一方面，传统的比较松散的条约机制被国际卫生法律机制所取代，突出强调国家在全球卫生危机中负有的国际法义务；另一方面，指引、决议、宣言等“软法”及政治外交等非制度安排也在疫病的全球治理中发挥着越来越大的影响。第三，合作方式更加多样化，不仅包括通报、示警、信息共享等初级合作形式，也包括病原体和药品价格的共享、实验室研发等高级合作形式。第四，在价值观上，更加关注全人类的共同利益（疫情的大规模流行危害全人类的共同利益），而传统的国家利益至上原则被淡化。第五，在工作方针上，不再致力于消灭某一种单一的疫病，而是广泛关注疾病、卫生体系、卫生筹资、卫生人力等影响公共健康的多种因素，倡导通过健康的社会生活方式等来预防疾病与促进健康。

2. 疫灾治理必须坚持全球治理

全球性卫生危机给单个主权国家带来严峻挑战。因为疾病无国界，它会在短时间内随着全球流动的商品与人口到达地球的每一个角落。疫病的全球化迫使人们反思传统的国家治理模式的局限性，全球治理的理念应运而生。世界卫生组织在《1996 年世界卫生报告》中指出：“我们正处于一场传染性疾病全球危机的边缘，没有哪一个国家可以免受其害，也没有哪一个国家可以高枕无忧。”全球化进程加速为疫病的快速传播提供了机会，我们距离任何新发、突发疫病只有“一架飞机的距离”。2002－2003 年席卷世界 30 余个国家和地区的非典型性肺炎疫情，全球累计临床报告病例 8400 多例。经济学家估计，在未来几十年，疫病疫情大流行将导致年均经济损失占全球 GDP 的 0.7%或 5700 亿美元，其威胁程度与联合国政府间气候变化专门委员会对全球气候变化威胁估计相似。可以说，在全球日益相互依存的环境下，疫灾的处理可能迅速演变成一场人道主义、社会、经济和安全危机。新发突发疫病已经成为影响国际和平与安全的重大因素，重大疫灾治理成为推动构建人类命运共同体的重要突破口。

3. 推进全球疫灾治理实践

目前，全球疫灾治理实践正在卓有成效地展开着。为了应对全球化对公共卫生的严峻挑战，国际社会对现代疫病防控国际合作机制进行了发展与完善，具体措施包括转移世界卫生组织的工作重点并扩张职能，改变传统的以消灭单一疫病为目标的工作方针，逐渐将工作重点与核心职能集中到促进公共健康的全球卫生合作方面；修改相关协议，明确了专利药品强制许可的条件与具体规则，协调国际贸易与公共健康的矛盾；修订《国际卫生条例》，强化主权国家在防治疫病中的国际合作义务；与大量新兴的非政府组织（NGO）合作，共同参与疫病的综合治理；重视宣言、决议、指引、倡议等国际“软法”的作用，协调机制和柔性手段在疫病治理中得以大量运用。通过上述几个方面的行动，疫病的全球治理框架初具雏形，并在防治新冠肺炎、非典型性肺炎、禽流感、艾滋病和 H1N1 甲型流感等疫灾事件中发挥了重大作用。

需要注意的是，疫病的全球治理强调多元主体以多种方式共同参与。国际组织、主权国家与非政府组织是全球疫病治理的主要主体。世界卫生组织作为全球范围内最有号召力与影响力的全球性卫生组织，承担着领导全球卫生工作与协调各国卫生政策的重任。为了适应复杂多变的流行病发展趋势，必须对世界卫生组织进行新一轮机构改革，增强它的全球治理能力，提高它的应变能力与治理效率。同时，民族国家是全球卫生治理的中坚力量。一方面，必须紧紧依托发展中国家，帮助其提高自身疫灾治理能力建设，提高发展中国家防控疫病的综合能力。另一方面，必须督促发达国家承担起帮助发展中国家抗疫的历史责任，不附加任何条件增加发展援助，扩大全球卫生投入，改善贫弱者的健康状况，促进全球卫生公平，提升其疫灾治理能力。此外，疫灾的治理也离不开全球非政府组织、跨国公司、居民社区、家庭及个人的全面参与和相互合作，它们是全球疫病治理的重要角色，是疫病全球治理机制的重要组成部分。

我们应该坚持构建人类命运共同体理念，及时总结梳理全球疫灾治理成功实践经验，明确全球疫灾治理多元主体的角色定位，切实改善全球疫灾治理结构，有效提升各国疫灾治理能力，为人类应对重大疫情贡献力量。

第一章　古代世界疫灾治理

对于人类社会而言，传染病并非与生俱来的疾病。传染病要成为对人类造成广泛而深刻伤害的疾病，必须具备一些基本的条件。人类在狩猎和采集文明阶段是微型社会，人口稀少且游猎群体互不交往，低下的生产方式和恶劣的生活环境抑制了重大疫灾的发生。大约在1万年前，部分人类的生产方式转为农耕，传染病才开始与人类相伴。[①] 进入阶级社会后，传染病通过民族及文化的接触与交流，更加流行开来。毋庸置疑，在古代世界史上，疫灾曾多次发难并深刻地影响了历史的进程。由于私有制和古典国家统治体系的先天局限性，古代国家的疫灾治理能力十分薄弱。但人类在疫灾面前并未退缩，在漫长的古代社会中还是总结出许多治理疫灾的有益举措，对于我们研究国家疫灾治理能力的历史脉络具有重要的启发意义。

一、古代欧洲的疫灾治理

欧洲最早的人类居住遗迹出现在公元前35000年的欧洲旧石器时代。欧洲人类农耕技术出现于公元前7000年前的欧洲新石器时代

① 丁学良：《人类文明进程中的传染病肆虐与征服》，澎湃新闻澎湃号，2020年2月1日，https://www.thepaper.cn/newsDetail_forward_5705378。

早期。欧洲的古典时期从公元前 700 年古希腊文字再次出现开始。罗马共和国于公元前 509 年建立。罗马帝国的领土约于公元 150 年达到最大。395 年，罗马帝国一分为二。从 5 世纪西罗马帝国灭亡开始算起，到 1453 年东罗马帝国首都君士坦丁堡被穆斯林鄂图曼土耳其攻陷为止，是欧洲的中世纪时期。15 世纪末以来，以地理大发现、宗教改革、民族国家的崛起为标志，欧洲进入近代时期，欧洲古典文明宣告结束。古代欧洲文明辉煌灿烂，但数次重大疫灾的流行，严重影响了社会的发展。在古代，传染病大规模流行主要有四个原因：一是洪灾后容易暴发瘟疫；二是大规模战争使士兵将传染病带到其他地方，同时战争之后大量士兵和平民的死亡也容易形成流行疾病；第三个原因是通商；第四个原因是宗教文化活动。古代欧洲统治者对流行疫病的这些形成原因有着比较系统的认识，但由于科学技术水平等条件限制，国家疫灾治理能力存在比较明显的缺陷。即使如此，古代欧洲国家在疫灾治理中也摸索出了许多行之有效的方法措施，仍值得重视。

（一）雅典瘟疫

根据西方史料，最早一次有文字记载的大规模传染病是公元前 430 年至公元前 427 年在雅典发生的瘟疫。据希腊历史学家修昔底德的记载，公元前 431 年，西方史上最早的大规模战争——伯罗奔尼撒战争暴发。这次战争之前，古希腊人从来没有遭到像天花这样的传染病的攻击。直到今天，尚无确切证据证明这场发生在 2400 多年以前的瘟疫究竟从何而来。

这次重大传染病造成的后果非常惨重。在长达一年多的时间里，雅典的市民们生活在噩梦之中，强壮的年轻人会突然发高烧，其咽喉和舌头充血并发出异常恶臭的气味。患者打着喷嚏，声音嘶哑，因强烈的咳嗽而胸部疼痛。疾病像恶魔一样席卷了整个城市，任何口服、外敷的药物都无济于事。最后，医生也被感染而生病。希腊北边马其顿王国的一位名叫希波克拉底（约公元前 460－公元前 377 年）的御医冒着生命危险前往雅典救治。希波克拉底一面调查疫情，一面探寻病因及解救方法。不久，他发现全城只有一种人没有染上瘟疫，那就是每天和火打交道的铁匠。希波克拉底由此设想，或许火可以防疫。于是在全城各处燃起火堆来扑灭瘟疫——希波克拉底后来被尊为西方“医学之父”，是欧洲医学奠基人。

但雅典瘟疫依旧在蔓延。恐慌面前，人们开始选择放纵的生活，没有什么比现时的享乐更能使他们逃避恐惧。最终这场瘟疫使得雅典军队的生力军死亡了 1/4，瘟疫继续在希腊南部肆虐，导致了 1/4 的城邦人口死亡。被誉为古希腊最伟大的民主政治家、领导伯罗奔尼撒战争的伯里克利也在这场瘟疫中丧生，导致雅典在这场战争中失败。

（二）安东尼瘟疫

公元 165－191 年，“安东尼瘟疫”袭击了马尔克·奥列里乌斯·安东尼·奥古斯都统治下的罗马帝国。古罗马时代最伟大的医生盖伦经历这次劫难并留下了丰富的诊治记录。后人根据其记录，认为“安东尼瘟疫”最有可能是天花。罗马史学家迪奥卡称，当时罗马一天就有两千人染病而死。这场瘟疫估计造成总死亡人数高达 500 万。在有些地方，瘟疫造成了总人口的 1/3 死亡，大大削弱了罗马兵力。包括社会精英在内的众多人口，由于这场突如其来的灾害而集体殒命。例如，在公元 167－171 年之间，长期保有特殊地位的雅典，其首席法官的职务就因候选人病死而无法补缺。相似体制的行政单位还有许多，因此，不少地方的基层治理能力遭遇了重创。不幸的是，到了公元 211－266 年，罗马又遭到第二次大规模传染病的袭击。因为这两次疫灾及其他一些原因，罗马帝国开始衰落。

（三）查士丁尼鼠疫

在有史可循的几次传染病大流行中，被推测与现代医学所指的鼠疫具有相同症状的最早的传染病，是暴发于 542－543 年查士丁尼一世（527－565 年在位）在位所统治的东罗马帝国的疫病。这场瘟疫从埃及向巴勒斯坦方向扩散，更进一步蔓延到东罗马帝国首都君士坦丁堡，史称“查士丁尼鼠疫”。

按现代的病理学分类，推测这次瘟疫为腺鼠疫。查士丁尼鼠疫最严重的时候，全国一天就有 5000－7000 人不幸死去，这场疫病总共夺去了东罗马帝国近一半的人口。瘟疫使帝国治理机能一时陷入瘫痪。磨面工坊和面包店由于农业生产的萧条而陷入停工。同时，由于鼠疫的流行，东地中海沿岸地区人口锐减，查士丁尼“通过东罗马帝国复兴罗马”的理想被迫断送。

查士丁尼鼠疫暴发后，死亡人数很快就突破了 23 万人，国家找不到足够的埋葬地，尸体被迫堆在街上，整个城市散发着尸臭味。查士丁尼下令修建很多能够埋葬上万具尸体的大墓，并重金招募工人挖坑掩埋死者，以阻断瘟疫的进一步扩散。于是，大量的尸体——不论男女贵贱长幼——相互覆压了近百层。

（四）黑死病

发生在 1347—1353 年的黑死病是古代欧洲历史上规模最大的一场鼠疫。患者一旦感染了这种病，会在 2－7 日内出现发烧症状，皮肤上浮现紫黑色的斑点和肿块，故被叫作“黑死病”。

这场鼠疫约在1320－1330年在中国大肆流行，刚传播到欧洲时，也在马穆鲁克王朝等伊斯兰世界肆虐。蒙古帝国打通了欧亚大陆，商业贸易逐渐繁盛之后，这种疫病于14世纪扩散到了整个欧洲。

1347年10月，“黑死病”从中亚经克里米亚半岛传播到西西里岛并在转眼间向内陆扩散。据说，自君士坦丁堡出航的12支船队到达西西里岛港镇墨西拿是其开端。至于其传播路径，目前的推测是：鼠疫杆菌寄生在运送到欧洲的毛皮里的跳蚤上，跳蚤又感染黑鼠，这样，鼠疫杆菌就随着船上的货物顺着海路沿途传播。鼠疫首先沿着当时的贸易路线，从热那亚和比萨、威尼斯、撒丁岛、科西嘉岛一路扩散到马赛。到了1348年，阿尔卑斯山以北的欧洲大陆也未能幸免。到14世纪末，鼠疫出现了三次大流行与多次小流行。虽然没有确切的统计数字，但根据推测，当时欧洲损失了约1/3—2/3的人口，共计2000万—3000万人左右；在英国及法国有一半以上的人死于鼠疫，有些地区的死亡率甚至超过60%。

“黑死病”的社会及政治影响是多方面的。它给古代欧洲带来巨大的心理创伤。同时，因为这场鼠疫，封建领主逐渐没落，王权不断膨胀，欧洲国家最终转变为中央集权国家；因鼠疫而损失了圣职者的教会也陷入混乱，人手不足导致圣职者酬劳剧增，席卷整个欧洲的战争也逐渐平息。

古代欧洲国家在黑死病治理过程中总结出许多宝贵经验，主要有以下几个方面内容。

1. 施行隔离政策

所谓隔离，就是把疫灾地区的人集中在一个地方进行集中处理。隔离期间，除了政府官员和医生，不允许任何人进入隔离区，同时也不允许患者离开，实施患者隔离、村庄隔离、往来人员隔离和往来货物隔离。一般来说，在隔离期间，领主和贵族们为了自保会躲入城堡并关闭城门，等到村庄中的疫病消失或者患者死绝后才恢复正常的出入起居。当然，因为城堡是完全封闭的环境，如果躲入堡内的人本身携带了病菌，城堡内的人也有可能被全部传染，直至死绝。

据记载，当黑死病即将蔓延到米兰时，当地大主教下令，对最先发现瘟疫的三所房屋进行隔离。后来，当地一旦发现患者，就直接用木板钉封整栋住宅，而且在其周围建起围墙，所有人不许迈出半步。这项政策使得瘟疫没有蔓延到米兰。黑死病的蔓延还迫使相关国家将隔离政策延伸到了国境线。在随后的几百年中，在地中海沿岸国家，隔离已经成为了疫区司空见惯的现象。1374 年，威尼斯首先颁布法律规定，所有客商，如有感染鼠疫或有感染嫌疑，一律不许进城。1377 年，亚得里亚海东岸的拉古萨共和国首先规定，所有被疑为鼠疫感染者，必须在距离城市和海港相当距离且空气新鲜阳光充足的指定场所里停留至少 30 天才能入境，后隔离时间延长为 40 天。

需要指出的是，类似的隔离政策早已有之。公元 300 年左右，罗马教会为救济患者，取拉撒路之意建立了名为“拉撒雷特”的救济设施，开始收容并救济患者。此后，拉撒雷特随着日尔曼民族大迁徙而遍布欧洲世界。13 世纪，麻风病在欧洲的流行达到顶峰，各地也随之建立起了隔离设施。在中世纪欧洲，麻风病被称为“米泽尔兹伏特”[①]。虽然教会在许多地方已经设置了“麻风院”等救济隔离机构，但在法兰克帝国，查理大帝仍敕令实施强制隔离政策。此外，当时罗马教会也常常依照《旧约》实施严格的“死之弥撒”及

① 米泽尔兹伏特，意为“贫穷而不幸的病”。

“拟似葬礼”等仪式。此外，1209 年组建的方济各会在阿西西[①]建起了“麻风村”。在麻风村，教职人员以共同自治为目标，对感染者进行救济。十字军东征时，为照顾罹患麻风病的士兵，十字军在巴勒斯坦组建了圣拉泽罗骑士团，在耶路撒冷的麻风院救治患者。

2. 努力改善卫生条件

古代医疗卫生条件较差。在古代欧洲，许多城市缺少先进的给排水系统，一些欧洲人甚至长时间不洗澡。这样的卫生状况容易导致细菌滋生。但有资料记载，黑死病流行期间，犹太教徒死亡人数较少。有一种观点认为，之所以犹太教徒鼠疫患者少，是因为他们恪守宗教戒律，生活更卫生。无论如何，黑死病在欧洲猖獗了 3 个世纪后，到了 1666 年突然消失了。学者一般认为，是环境和个人卫生条件的改善，使得这种鼠疫自然消失了。

事实上，为了改善卫生条件，黑死病流行期间，各级政权会隔离患者的饮水水源，埋葬或焚烧病死者尸体，用草药烟熏净化出现过患者的场所。教会会劝阻人群聚集在浴室等封闭场所，港口会拒绝染病船只入港甚至拒绝船员接触城市水源。诸如此类的措施，促进了古代欧洲卫生事业的发展。

3. 发展医学事业

面对恐怖的鼠疫，人们想出了各种方法企图治愈或缓和它——使用通便剂、催吐剂、放血疗法、用尿洗澡、烟熏房间、烧灼淋巴肿块甚至把干蛤蟆放在淋巴肿块上。这些方法当然无济于事。但当时有些学者或医生已经开始用比较科学的方法来治疗疫病了——比如，一位名叫希利亚克的医生在教皇支持下开始解剖死者的尸体，而在此之前解剖尸体被教会视为大逆不道。希利亚克正确判断出

---

① 阿西西是意大利翁布里亚大区佩鲁贾省的一个城市，位于苏巴修山的西侧，是方济各教会的创始者意大利人圣方济各的出生地。

鼠疫有两种类型，即肺鼠疫和淋巴腺鼠疫，而且证实前者通过空气传播，感染性更强，后者通过血液传播。解剖学由此开始发展，西方医学逐渐认识了人体生理，进而促进了外科医学的发展。同时，黑死病流行期间，因为治病和求生的需要，医学、天文（星相学）、数学（算命）和化学（炼金术）开始摆脱宗教控制，成为后来科学的发端。

4. 意识形态变革回应疫灾

宗教必须对疫灾造成的人间痛苦作出回应，以新的教义来对这种苦难作出解释。面对黑死病的巨大打击，欧洲正常的社会秩序被打破，人们出现了心理和行为方式失范，鞭笞派运动和大屠杀兴起，引发了社会的分裂。所谓“鞭笞派”，是指当时有许多欧洲人认为，黑死病的蔓延是神所降下的责罚，于是人们为赎罪而鞭笞自己的身体、成为行者周游各地。在这种文化的影响下，也有医师切开患者患处肿块，将毒蛇的肉作为药给予患者；此外，还有不少人建议用香草和酒精进行预防；为了获得免疫，甚至有人试图蹲在粪池中吸入恶臭；还有人写就了《往生术》，教导人们应采取怎样的态度和行为顺利升入天堂。

黑死病对天主教会、文学艺术和人的思想产生了复杂的影响，促进了新思想和新的行为规范的产生。比如，西欧疫情泛滥时期，宗教中死神的形象特别突出，并且艺术也比较突出死亡文化。以“死亡之舞”为代表的绘画及文学作品产生了巨大的影响。文艺复兴早期文学家薄伽丘于1349—1353年间的著作《十日谈》，就是在黑死病流行期间写就的。这些变化与后来的文艺复兴和宗教改革之间存在着深层联系。这些崭新的变化改变了西方文明的发展方向，加速了欧洲由中世纪到近代的转变。

5. 社会结构随疫灾而变迁

黑死病给欧洲社会特别是农奴制度带来了深远的影响。因为疫灾的影响，农村人口剧减，但这反而提高了农民相对于封建领主的地位。比如，英国为了应对劳动力不足的问题，1349 年，国王爱德华三世颁布敕令，明确规定了农民的酬金额度。除此之外，封建领主们也开始减轻地租、认可农民所有的土地的买卖，努力改善农民的待遇。部分领主还试图通过非经济的强制手段补充短缺的劳动力。同时，百年战争和鼠疫的流行也造成了农村荒废、领主强化农奴制等现象的产生，这些压迫又导致了一系列农民起义，如 1358 年法国东北部的扎克雷起义，1381 年在英国发生的沃尔特泰勒起义等。

二、古代亚洲、美洲和非洲的疫灾治理

因为自然和社会等原因，古代亚洲、美洲和非洲地区也经常受到疫灾的袭扰，因为古代各大陆国家发展程度、文明特质和地缘环境的不同，其疫灾治理也具有不同的特点。梳理这些地区古代疫情及疫灾治理情况，有助于我们全面了解人类疫灾治理的历史。

（一）古代亚洲疫灾治理

古代亚洲国家历史悠久、文明璀璨，特别是东亚国家，比较注重历史纪录，文献中记载的疫灾防控善举较多。

总体上看，古代中国虽然也暴发过疫灾，但是从根源上来说，与西方中世纪有所不同，对疫灾的规模控制也相对较好。这是因为，古代中国大规模疫灾多由于兵灾、水源污染、中央政权无力管控等原因引起。但在古代中国，一些繁华城市甚至拥有专门清理污物的机构负责城市卫生，居民还会为此定期向其付资，这就确保了在缺

少排污系统的古代城市人口较少患传染病。此外，古老的中医术也在防控疫灾中展示了特色，比如，4 世纪以来，天花便流行于亚洲各地，但在琴纳尝试种痘（牛痘）法之前，中国就已经普及了利用出疹痂皮的人痘法。

古代日本在对抗疫灾中也积累了比较丰富的经验。麻风病被认为是因神谴而导致的霉气。古代日本有将发病者列入非人身份的不成文规定。因此，日本城市里的重症患者会被送进各地致力于“救济非人”的忍性僧人所开设的机构设施里。

日本各地也有与另一种传染病——麻疹相关的民间信仰流传。富山县高冈市传说，一旦麻疹流行，就必须得到印有九纹龙爪印的纸，写上“九纹龙宅”四字贴于门口以驱病。此外还有传说，在神奈川县横滨市、大和市、藤泽市的鲭神社进行“七鲭巡”就可驱除麻疹及百日咳病。爱知县和三重县则流传着将鲍鱼壳挂在门口驱除麻疹的风俗。

古代日本经常暴发天花疫情。日本奈良时期天平年间，被认为是由遣唐使、遣新罗使所带来的天花以西日本为中心大肆流行。日本圣武天皇在与饥荒、政局混乱相当的瘟疫流行时建造了东大寺大佛。1331 年，京都天花肆虐，醍醐天皇敕令进行百万遍念佛以治疗疫病。16 世纪，在日本传教的耶稣会传教士路易斯·弗洛伊斯指出，日本全盲者多于欧洲，但后天失明者大部分被认为是天花所致。不仅如此，人们还热衷于绘制源为朝[①]画像以驱除天花，并将这种画称为“疱疮绘”——这是因为，人们相信当时八丈岛之所以没有疱疮（天花）流行，是因为流落到该岛的源为朝拥有镇住疱疮神的力量。

---

① 源为朝（1139—1170），日本平安时代末期武将，通称“镇西八郎”。传说源为朝身高七尺，豺目猿臂，膂力过人，好用强弓，射速快，是日本当时最著名的弓箭高手。

印度是一个微寄生物特别复杂多样的国家。由于抵御大量的微寄生物消耗了当地农民相当多的精力，所以古代印度统治者从他们身上攫取的物质财富与世界其他地区相比，总显得相对稀少。这让古代印度的国家结构总处于一种脆弱而短暂的状态之中。同时也形成巩固了古代印度人民向往来世的人生观。

瘟疫在古巴比伦王国的《吉尔伽美什史诗》中被记述为“四灾厄”之一。这说明，古巴比伦王国已经认识到瘟疫对国家政权的严重威胁了。

（二）古代美洲和非洲的疫灾治理

在哥伦布发现新大陆之前，美洲还是一片相对原始的净土。当时这里生活着大约 1 亿印第安人[①]，统治这片大陆的政权主要是阿兹特克帝国、印加帝国以及诸多印第安小部落。原初美洲大陆很少出现大规模暴发传染病的现象，这是因为美洲缺乏许多瘟疫的源头——家畜。虽然美洲大陆也有众多人口和拥挤的城市，但美洲土著人只有 5 种驯化动物：火鸡、羊驼、鸭子、豚鼠和狗。这些动物要么不群居，要么与人的接触没那么紧密。同时，美洲新大陆的印第安人已同其他大陆的人类隔绝了上万年，对天花、麻疹、白喉、伤寒、腮腺炎、流行性感冒等疾病缺乏免疫机能，也缺乏防疫知识。

事实上，在哥伦布到达美洲之前，美洲土著印第安人的人口估计在 5 千万到 1 亿之间。在欧洲殖民主义者对美洲的扩张中，真正因为屠杀而死的印第安人并不占很大的比例，大部分印第安人死于欧洲人带去的天花、麻疹、霍乱、伤寒、鼠疫、流感等严重的传染病。

1507 年左右，天花被一个患病的黑人奴隶带到美洲。1519 年，

① 印第安人，是对所有美洲土著的统称。

西班牙人科尔特斯受古巴总督贝拉斯克斯指派，去寻找新的奴隶和财富来源。西班牙人征服阿兹特克帝国历时两年。1520 年，西班牙殖民者科尔特斯率领的殖民军曾被阿兹特克人击败，一个患有天花的西班牙人被打死。此后，天花便在阿兹特克人中流行。两周内，阿兹特克人纷纷感染疫病死去。1521 年，在被包围的阿兹特克首都特诺奇提特兰城中，天花使得人口从原来的 30 万锐减到 15 万，活着的人也大多染病。特诺奇提特兰城终于被殖民军攻陷。

1526 年，天花夺去了印加帝国皇帝瓦伊纳·卡帕克的生命，随即又夺去了他的许多大臣和原定皇位继承人尼南·库尤奇的生命。这时发生了另一皇位继承人华斯卡与他同父异母的弟弟阿塔瓦尔帕之间的内战。印加军队已经四分五裂，在内战中损失了十分之一。这种混乱的局面正中殖民者的下怀。1532 年，169 名西班牙殖民者在弗朗西斯科·皮萨罗的率领下发动了对印加帝国的进攻。1532 年 11 月 16 日，皮萨罗率领疲惫不堪的弱小入侵部队在印加帝国的卡哈马卡会见了拥有六百万人口、带领着八万名随从的印加帝国皇帝阿塔瓦尔帕。侵略者一举擒获了阿塔瓦尔帕，并展开大屠杀。在随后的几年时间里，皮萨罗最终消灭了拥有 600 万人口的印加帝国，并在其土地上建立了西班牙人在南美洲的第一个大型殖民地——秘鲁。

17 世纪，北美的印第安人也遭受了瘟疫的重创。1620 年，英国移民发现普利茅斯定居点附近的土地几乎荒芜——原来，发生在一两年前的瘟疫已经使马萨诸塞沿海 90%的印第安人丧命。清教徒英克里斯·马瑟在几十年后回顾这段历史时称："印第安人开始不断骚扰他们已经卖给英国人的领土的边境，但是上帝通过在印第安人中传播天花，结束了这场冲突。"[①]

---

① 孙力舟：《欧洲殖民者带来病毒 瘟疫让印第安人几近灭绝》，青年参考网，http://qnck.cyol.com/content/2009-05/19/content_2673796.htm。

欧洲殖民者对天花的免疫力比较强，死于天花的人很少。天花的传播鼓舞了殖民者的士气，让他们以为上帝站在他们一边。1548年，圣多明戈岛的土著居民在屠杀和瘟疫之下，人口从100万减少到500人。当地的西班牙殖民者得意洋洋地说："上帝后悔创造了如此丑陋、卑鄙和罪恶累累的人。"① 当1633年和1634年的瘟疫夺去成千上万名印第安人的生命时，新英格兰殖民地（今天美国东北部地区）的清教徒拍手称快，认为这是上帝对异教徒的惩罚。同样，疫灾也使印第安人感到恐惧，让他们误以为反侵略的失败是命中注定。

殖民者很快意识到天花是一种有力的武器。很多资料记载了殖民者故意向印第安人传播天花的丑行。例如，英国人在加拿大无法推进时，就与印第安人议和，把天花病人沾染过的枕头、被子作为礼物送给印第安人。在此情况下，印第安部落生死与共的集体主义传统，使他们更容易成为殖民者生物战的牺牲品。

殖民者为了掠夺金银等财富，还强迫印第安人长途迁徙、聚集劳动，这些行为更加助长了瘟疫的流行。整个殖民地时期，西班牙殖民者从美洲榨取了250万公斤黄金和1亿公斤白银。其中约有808万名印第安人葬身矿井。在矿区，监工们根据"劳役分派制度"，把50个或100个印第安人分成一队，用铁链或绳索把他们拴在一起，这无疑更助长了瘟疫的传播。

非洲热带雨林温暖湿润的气候、丰富的食物有利于人类成长，但同时也孕育了极其复杂多样的致病微生物。在生态状况最严峻而多样化的地区，古代非洲人被迫以不断感染疾患的方式获取食物。进入阶级社会后，非洲疫灾有增无减。现已确认的因天花而死亡的最早的患

---

① 孙力舟:《欧洲殖民者带来病毒 瘟疫让印第安人几近灭绝》，青年参考网，http://qnck.cyol.com/content/2009-05/19/content_2673796.htm。

者，是古埃及第二十王朝的法老拉美西斯五世，其木乃伊的头部可见天花的痘疱。学者们普遍认为，拉美西斯五世死于公元前 1157 年。古埃及人也曾将法老的威势与瘟疫流行时的瘟神进行了比较。

由上可以看出，在古代美洲和非洲大陆，因为特殊的历史环境，无论是原住政权还是殖民政权，几乎难言有效的疫灾治理。

三、中国古代社会的疫灾治理

古代中国历史悠久、文明灿烂。在漫长的历史长河中，中华民族在与疫灾的顽强斗争中，不断强大自我，取得了丰富的斗争经验。早在新石器时代晚期，如传说中的黄帝时代，我们的先民就已经对各种疾病有了初步的认识。《史记》曾用“疫”“大疫”表示疾病的流行。殷墟出土的公元前 13 世纪的甲骨文，已有许多关于疾病的记载和占卜瘟疫的卜辞，其中关于“疫”“疾年”的记载，都是指疫病流行。周代文献如《诗经》《尚书》《周易》，以及稍晚一些的《周礼》《礼记》等，就有了更多比较系统的对各种疾病的记载。早在公元前 1100 年（周成王 56 年），今山东境内就发生了严重的麻风病疫。特别是中国封建社会的疫灾，往往规模和危害巨大，而且史籍记载完备，所以影响深远，尤为后世重视。据邓拓先生《中国救荒史》一书统计，我国秦汉时期疫病流行 13 次，三国两晋时期 17 次，南北朝时期 17 次，隋唐五代时期 17 次，两宋金元时期 32 次，明代 64 次，清朝 74 次。在与疫病的斗争中，中国封建社会各个时期政权通过不断的实践和探索，在疫灾治理方面积累了丰富的经验，对于遏制疫病的发生和流行发挥了积极作用，值得我们认真梳理总结。

（一）中国封建社会早期的疫灾治理

中国封建社会早期一般指战国、秦汉和魏晋南北朝时期。中国封建社会早期疫灾频繁，是古代中国社会第一个疫灾集中暴发期。战国时期虽然战争频发，但由于人口较少、和世界其他地区往来较少等原因，并没有发生大规模严重疫灾。秦汉时期是中国历史上第一个大统一时期，也是中国第一个疫灾高峰期。秦汉中央政权在救灾过程中的统筹作用明显。秦朝和汉朝对先秦灾害思想进行了继承和总结，同时保存了丰富的疫情史料，形成了比较系统的疫灾治理思想和疫灾防控制度。这些疫灾治理理论和制度影响了中国两千多年。疫病又往往与战争、水旱灾害等相伴而来，使得其破坏性更加严重。魏晋南北朝时期，社会秩序动荡不安，人口大规模流动，疫病也大规模流行。在这一时期，封建割据盛行，道教和佛教势力兴起与泛滥，人口增长缓慢，对疫灾治理造成严重影响。研究中国封建社会早期的疫灾治理，有助于加深对中华民族疫灾治理思想和脉络的理解。

1. 秦汉时期的疫灾治理

秦汉时期的疫灾主要分为轻度疫灾、中度疫灾、大疫灾和特大疫灾。轻度疫灾是指某个局部地区或某年、某月发生了疫灾，未提到对社会经济的影响，尤其是对百姓的影响，政府也没有采取任何救灾措施。多用“疫”“疾疫”“民疫”等词语来描述。中度疫灾是指记载了多个地区范围的疫灾、较长时间的疫灾，以及减免赋税、政府减少日常用度、巡医赠药、灾害严重的，多用“大疫”“饥疫”等词语描述。大疫灾是指记载有较大的地区发生疫灾，用粮食歉收、物价飞涨、谷价升高、民户减少、百姓流离、饥饿等这样的词语描述。《中国灾害通史·秦汉卷》中记载：“两汉约有52次疫灾记录，其中西汉平均约15年有1次疫灾记录，东汉平均约5年有1次疫灾记录”，“疫灾最频繁的时期是东汉恒帝时期，21年内有6次疫灾记录，平均3.5年有1次疫灾记录”。《两汉时期疾疫的时空分布与特征》认为：“两汉从汉高祖刘邦到汉献帝刘协前后共425年，发生疫情45次，这一时期的疾疫频度就为10.6%，即平均每9年就有一年发生疾疫”①。

秦汉时期疫灾的发生是由多种因素共同作用的结果。历史文献和考古发掘材料证实，秦朝和西汉气候温和，而东汉中后期正处于寒冷期。东汉时期疫灾频发时期也正是对应着气候转冷时期。所以疫灾发生频率与气候的异常变化是密切相关的。此外，秦汉时期发生的疫灾与水灾、旱灾、蝗灾、地震等自然灾害有关。除了自然原因，人为原因也是一个非常重要的因素。两汉时期战争规模大、持续时间长、范围广，集中发生在黄河流域。东汉中后期的气候转冷加上战争，社会动荡以及对生态环境的破坏等人为活动，使得疫灾频发。特别是汉灵帝和汉献帝时期，几乎连年发生战争，造成政治昏暗、经济停滞、民生凋敝、百姓流离失所等问题。这些问题也加剧了疫灾的频发。

秦汉时期统治者主要采取以下措施减轻疫灾损害。

第一，隔离措施。秦汉时期已有一套疫情检查和患者隔离措施。秦代开始出现关于传染病防治的立法，这是已知的我国最早的关于防治传染病的立法，在世界传染病防治史上也具有重要意义。史料记载，秦朝有专门安置隔离传染病病人的隔离机构“疠迁所”，用于安置麻风病人，这可能是世界上最早的传染病隔离区。如《云梦书简》中即讲到疫情申报制度，乡里有了疑似病例，典甲（即乡长）有责任调查、报告，然后上面派医生来检查，如果落实，即行治疗，并采取隔离措施。汉平帝元始二年（公元2年）夏天，青州大疫，汉平帝下诏指示：“民疾疫者，舍空邸第，为置医药。”诏令的大意，即在疫情严重的地区腾出一些住宅作为患者的隔离病房，集中治疗，切断传染源，防止疫情扩散。诏令还指示，凡是在疫病中一家死掉6

---

① 转引自王永飞：《两汉时期疾疫的时空分布与特征》，《咸阳师范学院学报》2008年第3期，第32—36页。

人的赐给葬钱五千，一家死掉4人以上的赐给葬钱三千，2人以上的赐二千。名义上是葬钱，实际上对家属也有经济扶助的作用。曹操也曾下令由官府出面，给为疫病所困的百姓一点粮、钱以维持生计。东汉延熹五年（公元162年）皇甫规征陇右时，“军中大疫。死者十三四。规亲人庵护，巡视将士，三军感悦。”庵护就是临时安置流行病患者的地方。一般认为，这是军队中设立隔离病院的开始。

第二，掩埋尸体。人畜尸体是病毒和细菌借以大量繁殖的最主要的载体。处理尸体，即是切断疫病流行的重要渠道。据《周礼》记载，从先秦开始，人们就总结了深土掩埋死于疫病的人畜尸体的经验。此后，历代官府都有在大疫灾发生后尽力组织人员掩埋死者尸体的做法。《南史・梁武帝纪》记载，梁武帝时郢城大疫，全城十万余口，“死者十七八”。朝廷遂命给死者购棺器盛殓，以防止疫病传染。

第三，巡诊赐药。在疫病发生时，国家直接派医官为患流行病的病人医治。最早的巡诊制度见于先秦。早在上古周代，朝廷已设有专门为老百姓服务的“疾医”。《周礼・天官》称，“疾医”的职责是“掌养万民之疾病”。同时，在古代，为方便群众就医，让老百姓看得起病，较常见的办法还有“赐药”。古代赐药活动多出现在瘟疫、传染病流行期间。从秦汉到清末的历代相关史料，几乎都有赐药的记载。如《后汉书・钟离意传》记载，汉光武帝刘秀建武十四年（38年）时，会稽郡一带（今江浙境内）发生特大疫情，死了好几万人。当时负责地方具体事务的钟离意，便亲自到疫区照看、慰问病人，送去医药，因此赢得民心。又有记载，汉光武帝刘秀时，天下疾疫，朝廷乃“遣光禄大夫将太医巡行疾病”。《后汉书・灵帝纪》载：“建宁四年三月大疫，使中谒者巡行致医药。”自汉代开始，各朝各代实行免费为疫区和患者提供医药的惠民政策，也成为朝廷抗疫的惯例。

第四，推行医书。秦汉时期积极推行医书以对抗疫灾。秦始皇焚书坑儒，烧毁很多重要的历史文献，但一些有关占卜、医学及农业的书籍得以保全。与此同时，中医药体系随同大量医疗实践的开展，内容开始充实、提高。其中，秦朝的《封诊式》有专门诊断鉴定麻风病的“爰书”，记录了医生通过对病人病史的讯问和对当事人的现场检验诊断麻风病的报告。这说明，我国秦时对麻风病已有较成熟的认识。汉代承用秦律，这些规定依然有效。《神农本草经》成书时间不详，估计约在公元前1或2世纪，是汉代的重要著作，也是中国最早期的完整中药学文献。

第五，减免田租，赐棺木。疫病在流行传播过程中，对当时的生产造成了巨大的损害，更出现了大量的灾民。这些灾民都希望政府能够实施一些救济措施来帮助百姓摆脱疫病的威胁，重建家园。减免徭役赋税、赐发钱粮都是秦汉政府比较常见的赈灾措施。据《汉书》记载，西汉元康二年（公元前64年）宣帝诏“今天下颇被疾疫之灾，……其令郡国被灾甚者，毋出今年租赋”。汉元帝初元元年（公元前48年），“关东流民饥寒疾疫，已诏吏转潜，虚仓禀开府减相赈救，赐寒者衣，至春犹恐不赡。”东汉元初六年（公元119年）“夏四月，会稽大疫，遣光禄大夫将太医循行疾病，赐棺木，除田租、口赋”。延熹五年（公元162年）度尚“遇时疾疫，谷贵人饥，尚开仓廪给，营救饥者，百姓蒙其济”。延光四年（公元125年）“冬，京都大疫”。此疫一直持续到第二年永建元年（公元126年），朝廷下诏：“以疫疠水潦，令人半输今年田租，伤害什四以上，勿收责，不满者，以实除之。”除此之外，还下令官员减少吃喝玩乐，削减公务出行的费用，省出钱来用于救助染病的灾民。

2. 魏晋南北朝时期的疫灾治理

魏晋南北朝时期（公元220－589年）历时300多年，是个乱世，是中国历史上的大分裂时期。这一时期，社会动荡，战乱频发，同时也是中国历史上又一个疫灾高峰期。其中，西晋时期疫灾最为频繁。当时比较多见的疫病主要有各种寄生虫病、伤寒、痢疾、疟疾、麻风病、肺结核、狂犬病、赤斑病等。经济相对发达、人口相对稠密、战争相对频繁的黄河中下游地区、长江中下游地区及淮河流域是魏晋南北朝时期疫灾的主要流行区域。

魏晋南北朝时期的疫灾具有如下特点：第一，疫灾与政局动荡和战争频繁密切相关；其次，具有明显的季节性和地域性特征，多发于夏季和江南地区；第三，疫病多与水旱灾害相伴而来；第四，沉重的徭役征发也容易引发疾疫。天灾人祸并作，使饱受压迫的人们生活更加痛苦。疾疫的一次次暴发和流行，对当时社会产生了重大影响。最明显的就是引起人口减少，对社会经济的正常发展造成破坏；其次，它对战争进程往往具有重要影响，成为各割据政权在规划作战方针时的制约因素之一；最后，疫灾还对当时人们的心态产生了重大影响。

面对一次次疫情的侵袭，魏晋南北朝时期政府的防灾救灾措施主要有建立公众医疗机构、医药防治、减轻赋税、接济救助、隔离病人、政府发放财务救济、开仓赈济、下诏安慰、稳定民心、赐予钱物等。

第一，建立公众医疗机构。建立公众医疗机构是古今通行、方便患者就医的最可靠办法。西周时期已有专门为贵族服务的医疗机构，但由官府成立面向老百姓的医疗机构，一直到南北朝时期才出现。少数民族鲜卑政权北魏在孝文帝时期设立开办了给老百姓看病的官办医院。皇兴四年（470年），北魏便曾开展过临时性“送医上门”活动，派医生到“基层”，为患者免费看病、发药。太和二十一年（497 年），北魏创办了中国历史上首个面向基层的政府医疗机构“别坊”。别坊有别于为官员和贵族服务的“太医院”，是专门为看不起病的穷人提供医疗服务的。《北史·魏本纪三》记载，当年九月丙申日（阳历 10 月 24 日），孝文帝元宏下了一道诏令，为年满 70 岁无子孙和 60 岁以上不在服丧期内、养活不了自己的老人，免费提供衣食；且与 60 岁以下的残疾人、看不起病的穷人一起，集中安置，住进“别坊”。孝文帝先是派专门的医师去救护他们，后又安排 4 名太医，预备药物，给别坊里的老人、穷人提供免费治疗。北魏宣武帝继位后，也贯彻了这一制度。同时，皇帝严令北魏的医署，分派专业的医务人员进馆，救治病人。为了防止医生不负责任，朝廷还对医生进行了分类考核，按诊治水平的高低给予不同的奖励。

第二，强制隔离。到了南北朝时期，隔离防疫已经成为一种惯例制度。为防止瘟疫的扩散，晋代制定隔离制度。据《晋书·王彪之传》记载：“朝臣家有时疾，染易三人以上者，身虽无病，百日不得入宫。”意思是说，大臣家有三人以上得了疫病，其本人即使无病，在一百天内也不得入宫。说明当时已有对病人及其家属进行隔离的意识。据《晋书》卷七十六记载，在晋穆帝永和末年（约公元 356 年），因疫情严重而出现了“百官多列家疾”，不入宫朝奉，“王者宫省空矣”。皇帝派御医上门为患病的大臣视疾诊疗，并赐以药物。地方百姓染病，诏郡县备医药救治，甚至连监狱里的囚犯有病也要给予医药。南北朝时期，北齐太子萧长懋设立的“六疾馆”，是个专门隔离收治疫病感染者的机构。

第三，开仓赈济。开仓赈济有一定的规制和程序。据西晋《擅兴令》：“州郡岁饥，不待报而擅发仓者，有罚。”同时，与上述法令相配套，地方上的粮仓管理亦十分严格，西晋州郡便设有仓曹史、监仓史以及仓都监等职。可见，西晋对于地方官开仓赈济行为从法令到吏员设置均比较完备。“先表后给”是北魏地方官员灾后的救济程序。即灾情发生后，地方官首先要向朝廷上表请求救济，经朝廷允许后，方可动用地方官仓进行赈灾，这应是当时地方官进行灾后救济的一套合法程序。地方官如果擅自开仓赈济，除地方官本人外，连同僚属都是要获罪的。也就是说，擅自开仓是一种违法行为，可见当时对于地方官开仓赈济不仅具有相应的程序性规定，同时还伴有一定的法令保障。

第四，减轻赋税。疫情与饥荒是一对孪生兄弟，饥荒为疫情的流行提供了温床。疫情流行时，一部分人染疫而逝，一部分人辗转病床、痛苦呻吟，一部分人背井离乡、逃离疫区，劳动能力和劳动人口都明显下降，即使正常年景也很难把所有庄稼都收获归仓，饥荒必然出现。耕牛、粮种等基本生产资料缺乏，社会的简单再生产难以维持，这时候统治者减轻赋税、徭役征发，与民休息，赐钱物给百姓，有利于疫后社会生产的恢复和发展。史书记载，东汉建安二十四年，吴地大疫，“尽除荆州民租税”，孙权在荆州初附，民心未一，又遭疫病打击时，作出减民租税的举措，以收拢民心，巩固统治。魏文帝曹丕在撤江陵伐吴军队回国的诏书中规定“且休力役，罢省菻戍，畜养士民，咸使安息”，罢省徭戍，与民休息，在一定意义上有利于防止疫情的迅速扩散。

除此之外，魏晋南北朝时期百姓还种植抗灾性能强的作物、改良种植技术及方法、储粮备荒以抵御疫灾来临的危害。在民间求神拜佛、迁出疫区，也减缓了灾害影响。佛教、道教也成为抵御疫病的主要精神力量。人们在与疫病的一次次斗争中积累经验，推动了整个社会的不断进步。

（二）中国封建社会中期的疫灾治理

中国封建社会中期一般指隋唐五代和两宋时期。与魏晋南北朝时期的瘟疫高发相比，这一时期整体来讲属于瘟疫低发期。唐宋时期，朝政清明时，政府尚能积极防范和救治疫灾，将危害降低到较小程度；一旦朝廷无所作为，官员敷衍塞责，瘟疫发生后不能组织有效救治，就会导致疫情肆虐，使社会生产和人们生活遭受严重破坏。从正反两个方面梳理隋唐五代、两宋时期疫灾治理情况，有助于我们全面把握中国封建社会疫灾治理经验教训。

1. 隋唐五代时期的疫灾治理

隋唐五代时期是指自公元 581 年隋建国开始到五代末年的 960 年，在 379 年的历史中，有 58 次疫病流行记录，平均 6.5 年一次，其中大疫 13 次，大疫流行的发病率与病死率极高。隋唐五代时期，中国的气候相对温暖一些，疫灾的种类没有发生重大的变化，疫灾的种类主要有鼠疫、天花、疟疾、痢疾、流感、白喉等。这一时期的疫灾主要分布在北方的黄河流域。安史之乱后，瘟疫重心区域有南迁的趋势。瘟疫传播的必备因素包括传染源、传播途径和易感人群，它们与自然、社会环境存在着交叉的联系。隋唐时期是中国历史上最强盛的时期，稳定时间较长，是经历了五胡乱华和南北朝两个漫长时期后的两个大一统皇朝，有关疫情的记录较多。而五代十国动乱的约 50 年里，由于战争频繁、政权更迭迅速、统治者不顾人民疾苦，关于疫病的记录明显少于隋唐时期。

总体上说，隋朝疫病的流行相对魏晋南北朝时期而言要少很多。隋朝立国 38 年，较大的流行疫病据记载共有 6 次。隋朝的疫病多与战争有关。前期隋文帝时期较为稳定，疫病较少。隋文帝开皇二年（582 年），突厥发生旱灾，带动了疫病流行，《隋书》卷八十四记载

“又多灾疫，死者甚众”。开皇十年（590年），京城长安发生疾疫。开皇十八年（598年），隋文帝派遣大军远征高丽，至辽水，部队出现疫病，“不利而还”，“死者十二三”。[①] 隋末隋炀帝时期较为混乱，统治者骄奢淫逸，穷兵黩武，社会矛盾激化，疫病流传广泛。大业三年（607年），炀帝派羽骑尉朱宽到琉球国。次年，炀帝又命朱宽前往招降，琉球不从。大业六年（610年），炀帝派虎贲郎将陈棱和朝请大夫张镇周自义安（今广东潮州）出海，到达琉球。尽管讨伐战争取得了胜利，“献俘万七千口”，但战争并不顺利。部队进入潮湿的山区后，“蒙犯瘴疠，馁疾而死者十八九”[②]，隋军因染上严重的疟疾而伤亡惨重。隋大业八年（612年），天下大旱，继而发生大疫，染疫者多死。山东、河南大水，淹没四十余郡，不久出现疾疫。其中山东地区疫情尤为严重，“人多死”。[③] 加上炀帝派大军远征高丽，民不聊生，百姓生活困苦。隋炀帝末年，三征高丽，统治残暴，社会民心不稳，经济遭受严重破坏。此时关中地区的疾疫流行，一定意义上是隋末统治腐败的结果。不容忽视的是，疾疫的流行加速了隋朝统治的崩溃，引起了社会矛盾的激化，加速了隋朝的灭亡。

比起短命的隋朝，唐朝疫病流行的次数明显多了起来。唐朝立国前后将近300年，经历了“贞观之治”和“开元盛世”这样的太平时期，也遭受了“安史之乱”和之后的藩镇动乱以及唐末的大动乱。疫灾的出现频率基本上和社会的治乱变化相一致。从史书明确记载的疫病流行情况来看，唐代疫病主要有三个时期比较集中，即唐太宗时期的6次，唐代、德宗时期的7次，唐僖、昭宗时期的7次。从疫病对社会的影响来看，唐朝中期的代宗、德宗二朝和唐朝

---

① （唐）魏征：《隋书》卷二《高祖帝纪下》。
② （唐）魏征：《隋书》卷二十四《食货志》。
③ （唐）李延寿：《北史》卷十二《炀帝本纪》。

末年，这两个时期的疫病对社会带来的破坏最大，对人民生活的影响最重。

五代十国是一个分裂时代，承接了唐末以来藩镇割据的混乱局面，各军阀集团之间战争频繁。战争提供了疫病发生的条件，加速了疫病传播的速度。

隋唐五代时期治乱循环，其盛世与乱世时期疫灾治理存在较大差异。盛世时的防救措施主要有以下几个方面内容。

第一，发廪蠲赋。遭受疫灾之后，灾区人民生活备受影响，政府为解决人民生活的困难和负担，一般都积极地救济粮食、减轻租税。如中宗景龙元年（707 年）。山东、河北十余州旱灾后又出现疫情，死者数千人，中宗“遣使赈恤之”[①]，元和二年（807 年），宪宗南郊后颁敕，“淮南、江南去年以来，水旱疾疫，其税租节级蠲放”，[②] 减免了元和元年淮南、江南受疫人民的税租。太和六年（832 年），江南大疫，文宗“蠲减国用”，除军备和宗庙所需比较急切外，所有“旧例市买贮备杂物，一事已上，并仰权停，待岁熟时和则举处分”。[③] 不久，文宗得知疫区缺乏粮食，又给遭受疫灾的山南东道、陈许、郓曹濮等三道各赐糙米三万石，让度支逐便支遣，“仍令本道据饥乏之处赈给”。[④] 淮南、浙西两道文宗不赈给粮食，而是以常平义仓之粟赈赐。义仓本是为了救灾而设立的，灾疫严重，政府就开仓放粮。此外，文宗还令上述数道除军粮外，属于度支户部征收到的粮食，全部减价出售给灾区人民。这样的措施，既保证了人民的正常生活，又使灾区人民能及时恢复生产，实行自救。

第二，遣医宣慰。遣医施药赈恤的政策由来已久，当大规模的

① （后晋）刘昫：《旧唐书》卷七《中宗睿宗纪》。
② （清）董诰等：《全唐文》卷六十三《南郊赦文》。
③ （清）董诰等：《全唐文》卷七十二《拯恤疾疫诏》。
④ （清）董诰等：《全唐文》卷七十五《赈恤诸道百姓德音》。

水旱、地震和灾疫降临时，政府就会立即派遣医使亲至灾地宣慰，协助或负责赈恤工作，以解灾民于水深火热之中。隋唐时期，每当疫情发生时，由中央政府统一领导，地方官吏配合医疗人员，免费发放医药，开仓赈济，已经形成定制。《册府元龟》记载，唐太宗曾多次选派医官到地方组织医疗救治。贞观十年（636 年）到二十二年（648 年）短短 12 年的时间就发生了 6 次大疫，每次大疫唐太宗都下令遣医赈灾。这一时期，能够积极遣医赈灾的皇帝还有唐文宗。太和六年（832 年）春天，自剑南到浙西，江南大部分地区流传疫疾。文宗五月庚申诏曰："其疫未定处，并委长吏差官巡抚，一家如有口累疫……死一半已上者，与给医药，询问救疗之术，各加拯济，事毕条疏奏来。"责成地方官员亲自下乡送药，并将具体实施情况向文宗禀报。这些举措对控制疫情的扩散以及保护人民的生命健康都起到了比较积极的效果。我们看到，唐代前期和中期基本没有像后期那样出现疫灾无法控制的局面，疫灾范围基本都是在 3—5 个州之间，人民的生命及生产生活受到的影响也要小得多。

第三，掩瘗尸骨。尸体是病毒和细菌借以大量繁殖的最主要载体。人死后如果得不到及时掩埋，抛尸荒野，病菌很容易传给活人。因此，处理尸体是切断疾疫流行的一个重要措施。隋唐五代时期，尽管各朝政府在控制流行病方面措施不够得力，但是，许多皇帝积极诏救全国埋瘗暴骸露尸的措施，在客观上为防止流行病发生起到了积极作用。五代时，后晋、后周政府也都重视掩埋暴骸。唐初，高祖武德二年（619 年）就曾颁布收瘗隋末丧乱骸骨诏，太宗时至少 3 次诏令收埋骸骨，不使其暴露原野。玄宗天宝元年（742 年）三月诏曰："移风易俗，王化之大猷，掩骼埋胔，时令之通典。如闻江左百姓之间，或家遭疾疫因而致死，皆弃之中野，无复安葬，情理都阙。一至于斯，习以为常，乃成其弊。自令已（以）后宜委郡县长吏，严加诫约。稗其知禁，勿使更然。其先未葬者，即勒本家收葬。庶叶礼经，诸道有此同者，亦宜准此。”代宗在宝应元年（762 年）也诏救收瘗京城内外骸骨。后晋出帝时也至少 3 次诏令疏理狱讼座埋病亡者。后周太祖执政时，令黄知药往充州收埋暴骨。

隋唐五代这些皇帝采取掩埋骸骨之措施，其直接的动机是移风易俗。产生这一动机的原因是怜悯之情。这些措施客观地起到了积极作用。唐太宗收瘫骸骨之措施为后代预防流行病奠定了基础。贞观以后，流行病发生次数比起贞观时期或秦汉、魏晋南北朝各期都明显减少。尤其是玄宗大宝元年诏令全国掩埋骸骨后，20 多年间没有发生大的流行病。由此看来，掩埋骸骨的措施对预防流行病发生确有积极作用。

第四，设坊隔离。唐代的隔离机构为病坊。唐代的病坊，由最初收治麻风病人的“疠人坊”演变而来，至唐末都几乎沿置不辍。其经营性质经历了民办到官办的变化，其收养范围也经历了由小到大的发展过程，从最初的收治麻风病人，到收留残疾人、贫孤老人和乞丐等等，尤其是改为“悲田养病坊”之后，收留的范围更加广大，兼顾了医疗和社会保障功能，已经具备了慈善机构的雏形。此外，唐代的病坊还为宋代慈善事业的兴盛发展奠定了基础，宋初的慈善机构福田院就是承袭和借鉴唐代“悲田养病坊”的模式经营的。隋朝开皇年间，辛公义就设有厅事，收容隔离病人，当时医疗卫生条件落后，人们普遍恐惧疫病，害怕被传染，“土俗畏病，若一人有疾，即合家避之，父子夫妻不相看养，孝义道绝，由是病者多死。公义患之，欲变其俗。因分遣官人巡检部内，凡有疾病，皆以床舆来，安置厅事。暑月疫时，病人或至数百，厅廊悉满。”设坊隔离是佛教传入中国后的产物。唐代的寺院医学十分兴盛，由僧人开设乞丐养病坊，以隔离收治患病之人。唐僧人道宣在其《续高僧传》二集《沙门法智居士万天懿传》中曾说隋代佛教徒那连提黎耶舍设有“女人坊”，内中收养的是麻风病人，男女别坊，分开管理，“四时供承，务令周给”。那连提黎耶舍卒于隋开皇九年（589年），所以有学者推断病人坊的出现始于北齐时期。道宣还提到唐太宗时期释智岩曾住石头城下（今江苏南京市西清凉山）的疠人坊（麻风病院），为病人说法，“吮脓洗濯，无所不为……永徽五年二月二十七日，终于疠所。”这也是为传染病护理的最早记载。可见疠人坊是具有严密的隔离措施的，对防止麻风病的扩散有一定的作用。另外，在唐代两京宫城中还设有称作“患坊”的机构。许多患病的宫女被集中于此，进行隔离和集中救治。唐代内侍省下有奚官局，凡宫人有疾疫，则供其医药，死亡则根据其品级供给衣服，各州府亦或有设置医学管理机构，主要负责各地的医事管理和疾病诊疗，特别是在大疫流行之时承担临时性的收容救治工作。

第五，政府重视公共卫生事业的发展，包括预防疾病、建设国家医疗机构和大力推广医学。一是重视自然环境和卫生条件，防止疫病的发生。中国古代统治者大都注意对山林、湖泊等自然资源进行保护。自秦代就已经有关于保护山林的立法了。隋唐时期，对此仍然比较重视，统治者通过法律手段，对不合时宜的烧荒、侵占山野陂湖以及竭泽而渔等行为进行约束，对自然环境施行保护性开发利用。二是建设和完善国家医疗机构，加强对疫病的控制。我国古代的统治者意识到疫病对社会所造成的巨大危害，因此，他们大都十分重视加强医疗卫生管理，建立专门的医疗机构，并创办医科学校。隋唐时期，在中央设太医署，太医署既是医疗机构又负责医学校的管理，医学校设医学、针学、按摩学等专业，培养出了大批具有医学知识的学生，对普及医学知识、破除巫谶迷信、防治疫病流行做出了巨大的贡献。三是大力推广医学知识，破除迷信。由于疫病对社会所造成的巨大危害，我国古代政府逐渐意识到推广医疗知识的重要性。从隋唐时期开始，政府便大力提倡医疗治病，反对和打击巫术迷信。唐玄宗时，下令各州都要抄写陶弘景的《神农本草经》和《百一集验方》，不久又颁布玄宗亲制的《广济方》。关于防疫治疫的方法与医药方剂也见诸于这一时期的许多医书，孙思邈《千金要方》卷九《辟温》中就有相关集中的论述，将避瘟药如雄黄、朱砂、菖蒲、白芷等投入井中，消毒水源；或将其焚烧烟熏，消毒空气；或将其佩带身上，悬挂于门前室内；或用药末涂抹体表局部和全身等等。现代医学研究表明，这些方法对于防疫均有一定的效果。

唐代中后期直到分裂割据、战乱频繁的五代十国，流行病时有发生，人民生命仍然受到严重威胁。针对乱世这种情况，统治者也采取了一些对策。据《旧五代史·后梁·太祖纪七》记载，五代后梁乾化二年（912 年）太祖朱温诏曰："……凡有疫之处，委长吏拈寻医方，于要路晓示。如有家无骨肉兼困穷不济者，即仰长吏差医给药救疗之。"尽管朱温个人关心重视防疫工作，也发布了诏令，但由于战乱，国家尚无预防控制流行病的体系，所以防疫工作总不能落到实处。即使在军队中发生流行病，政府也束手无策，兵士只能被迫带病参战。据《新五代史》卷四十三《〈杂传〉第三十一·氏叔琮》记载，公元 907－912 年，"已而兵大疫，叔琮班师，令曰：病不能行者焚之，病者惧，皆言无恙。"在这种情况下，军队每因流行病而失败。《全唐文》卷八百五十九记载，后唐清泰三年（936 年）末帝李从珂准和凝奏："其诸处屯戍兵士，令太医署修合伤寒时气疟痢等药，量事给付大军主掌，以给有病士卒之家。百姓亦准医疾令，合和药物，救其贫户。兼请依本朝州置医博士令，考寻医方，合和药物，以济部人。其御制《广济》《广利》等方书，亦请翰林医官重校定，颁行天下。”后唐政府不仅关心军士，而且关心兵士家属及广大贫民的医疗。除太医署及州道医生兼管部队医疗外，军队内开始设有军医。后晋时沿袭后唐军医制度，部队医药也有了一定好转。《资治通鉴》记载，后周太祖时（公元951—953年）王环为将，对其部属士兵的健康十分重视，“常置针药于座右，战罢，索伤者于帐前，自傅治之。”虽然五代时期后梁太祖朱温、后唐末帝李从珂、后周大将王环等都比较重视疫疾的防治和军队医药，然而，五代十国时期毕竟是一个动乱时代，统治者忙于夺取或维护政权，对流行病的预防控制尚缺少系统政策。尽管军医在这一动乱背景下诞生，但因数量有限，医技一般，所以仍不能从根本上改变军队缺医少药的状况。总体上来看，动乱时期的救疫措施相对治世来说要少得多，施行的难度也更大。疫灾的危害无法得到很好的扼制，疫病的蔓延加快，人民的生命和生产生活也因此蒙受更大的损失。

2. 两宋时期的疫灾治理

两宋时期指自公元960年宋太祖赵匡胤建立宋朝起，经北宋（公元960—1127年）与南宋（公元1127—1279年）共320年。该时期是我国历史上的重要转折期，各种疫情凸显，带来了深重的灾难。无论从京城到地方，从皇室、军队到百姓，还是从正史、名著到野史，不乏有关瘟疫的记载。邓拓先生在《中国救荒史》一书中认为两宋时期共有32次疫灾。韩毅在《疫病流行的时空分布及其对宋代社会的影响》中记载宋代发生疫病204次，其中引起疫灾49次。邱云飞在《中国灾害通史（宋代卷）》中记录疫灾有49次，并有详细的文献出处与地理考证，其中北宋14次，南宋35次。《宋史》记载：“民之灾患，大者有四，一曰疫，二曰旱，三曰水，四曰畜灾，岁必有其一，但或轻或重耳。”

据记载，北宋神宗熙宁八年（1075年）“南方大疫，两浙贫富皆病，死者约十之五六”，哲宗元祐七年（1092 年）五月，浙西“饥疫大作，苏、湖、秀三州人死过半”[①]，高宗建炎元年（1127 年）三月“金人围汴京，城中疫死者几半”[②]，是北宋发生瘟疫最为严重的三次。南宋时期，随着当时政治经济中心从开封向临安迁移，瘟疫灾害的重灾区从开封迁移到杭州，受灾次数从东南向西南逐渐减少。南宋中期可以说是整个宋朝瘟疫的高发期，孝宗时期至宁宗（1163—1223 年）共 61 年就发生瘟疫 27 次，庆元元年（1195 年）湖、秀、常、润、庆元、绍兴均疫病大作，算得上是最为严重的一次。高宗时期（1128—1162 年）瘟疫年发生概率也较高。

两宋时期疫灾治理举措主要有以下几个方面内容。

第一，重视预防。宋朝对于瘟疫的认知，虽然很大程度上还停留在天人感应基础上的上天降罪、瘟神侵扰的层面上，但是也逐渐认识到了环境与瘟疫发作的关系，因此对于瘟疫的预防开始重视起来。尤其在人口密集的城市里，采取了诸如疏浚河流、整治环境、收集粪便、推广医疗、隔离疫患、掩埋尸骸等种种措施。宋代全国各地都设置了官办养病机构，称“安乐坊”，用以协助隔离防治疫病。宋代周守中所著《养生类纂》即有“沟渠通浚，屋宇洁净无秽气，不生瘟疫病”的记载。

第二，稳定人心。瘟疫一旦暴发，人心惶惶，各种流言四起。由于时代的局限性，人们普遍比较迷信。宋朝面对这种局面，首先采取措施安抚人心，如发布皇帝的罪己诏、大赦天下、减免赋税、求道问佛等，如《水浒传》中仁宗派洪太尉到龙虎山请张天师到京师举办大型祈禳仪式等，这些方式虽起不到直接的作用，但是对人们的心理抚慰作用却非常大，从精神层面解除了人们对皇帝失德、

① （北宋）苏轼：《再论积欠六事札子》。
② 孟昭华：《中国灾荒史记》，中国社会出版社 1999 年版，第 319—321 页。

失政而导致上天降罪、瘟神发作的担心和疑虑。

第三，掩埋尸体。在宋代，官方每于灾害过后招募僧人掩埋尸体，以度牒为奖励。如嘉定元年（1208年），江淮一带大疫，官府遂招募志愿者，凡掩埋尸体达200人者，给予一定的奖励（《宋史·五行志》）。此外，从北宋末年开始，各地普遍设立漏泽园，以掩埋因贫困无以安葬的无主尸体。宋代以后，各朝代均效仿这一制度，普遍建立漏泽园，从而减少了由尸体繁殖传染病毒细菌的机会。

第四，建立规范的医疗体系。宋朝建立了比较完善的医疗机构，如翰林医官院、御药院、太医局和惠民和剂局等。其中，御药院主要为皇帝和皇亲国戚提供服务；太医局类似于今天的中医学院，以开展医学教育为主，培养专业医生；翰林医官院和惠民和剂局则为民间提供医疗服务。翰林医官院隶属于翰林院，医疗设备先进，医生数量多，级别高，实力强，常常受皇帝的指派到各地探察、救疗百姓。在疫情严重的情况下，翰林医官院就成为救治百姓的主力军。到了宋代，对疾疫的治疗较之以往各代都更为重视。每当疾疫流行，宋朝多诏命太医局及翰林医官前往救治，药费多由朝廷无偿拨付。此外，地方上一旦发生疾疫，各地官员也多方措置，极力救治，广为施医散药。除了派出医生巡诊之外，从中央到地方还广泛设有惠民药局和其他一些地方性药局，平时以平价售药为主，疾疫流行时，则无偿施药以济民疫。在疫区各级军队派驻“住泊医官”，初步形成了在部队中的医疗网络。

第五，充分发动民间力量。宋代采取了官民联合应对瘟疫的措施，充分发动民间力量投身到疫病防治工作当中。在瘟疫肆虐之时，一些地方的乡绅和富豪主动捐钱捐物，协助政府抗击瘟疫，修建隔离房屋，为病人提供饮食及生活日用品等；许多医学家则亲自到疫区治疗患者，撰写治疗医方，涌现出了诸如《圣惠方》《集验方》等济世方书；道家、佛家等宗教人士则积极参与施舍粥药、收留病患以及掩埋尸骸等工作，为抗击瘟疫、稳定社会秩序发挥了很大的作用。

（三）中国古代社会末期的疫灾治理

中国封建社会末期一般指元代、明代和清代三个朝代。这三个朝代是瘟疫频繁暴发的时期。元代疫灾比较严重，且带有世界特色。蒙古人几乎征服了欧亚大陆，统治前期杀掠惨重，叛乱战争和农民起义战争几乎不断，人口的流徙不断，这些都助长了疫病的酝酿、发生和传播。元朝政府采取了一些和以往朝代不同的措施进行治理，取得一些成果。明代瘟疫的发生次数在中国历史上是空前的，发生疫灾的次数仅次于清朝。清代是中国古代疫灾最多的时期，疫病灾害遍及全国各地，大小疫灾几乎不断，死者难计其数。清朝政府比较重视天花的预防，积极推行人痘接种和牛痘接种，使天花传染基本得到了控制。清初，顺治、康熙、乾隆等皇帝以医药为手段，对流行病采取了预防和控制措施，但疫病猖獗蔓延，措施显得很不得力。乾隆以后，对流行病的防治越来越松懈。

1. 元代的疫灾治理

元代是中国历史上第一个由游牧民族建立的大一统王朝。元代是个疫灾多发的朝代，元代的灾况，较以前任何朝代都要严重。元代比较厉害的疫病主要有大头瘟、天花、疟疾、痢疾、霍乱等，发病后极难治愈，死亡率很高。元初期的疫灾显然与战争和战争带来的人口迁徙有关，几次大的战争，征西夏、征金和两次征宋都发生了疫灾。随后的进攻安南、缅甸和日本的战争也产生了疫灾。顺帝的内乱时期疫灾也多发。而元代中期的疫灾多和水旱饥荒相伴。疫病的直接结果是导致了大量人口的死亡，几次疫区人口死“大半”

“十六七”，甚至“死者十九”，也推迟和加速了战争的进程。如第一次宪宗征宋的受挫即和疫病有关，宪宗自己也死于被疫病所困的军中。疫病和其他灾害一起，使社会极不稳定。从空间上讲，元代疫灾南方多于北方，沿海多于内陆，平原低地多于高原山地；疫灾多于沿海、沿江、沿交通线分布，长江中下游区、华北区、华南区疫灾较重；经济发达、开发较早、城镇集中地区疫灾多于落后地区；江浙行省为全国疫灾重灾区。元代疫灾是气象灾害、地质灾害、生物灾害、地形结构等自然原因同人口、农业、经济、政治、战争等社会原因综合作用下的产物。

元朝中央和各级地方政府都认识到了预防疫病的重要性，不但提出了许多预防主张，也施行了一系列预防措施。

第一，重视医学。

疫病的防治主要依赖于医学的发展，元代统治者对此有着深刻的认识。元军每到一处，即使屠城，也会留下医生和其他技术人员，编为医户。《元代名臣事略·耶律文正公》记载：“时避兵在汴都者户一百四十七万，仍奏选工匠、儒、释、道、医、卜之流，散居河北，官为给赡，其后攻取淮汉诸城因为定例。”医术高超的医生还被授予官职，如窦默就因医术高超而被认命为中央重臣，甚得世祖器重。元代医生的地位是历代最高的，最高的医官可达二品，是我国历代医生官职品级最高的朝代。

元代官员还想方设法使百姓信医，破除迷信。江西、湖广一带历来信巫不信医。元朝很多官员到任这些地方后，在辖地建立三皇庙，使人祭祀，借以宣传医学，使人相信医学。《运使复齐郭公言行录》记载：“泰定初元甲子春南安大疫，属邑三，南康尤甚，逾春不少衰。盖其俗尚巫，事鬼摒医弃药，踵相蹑就毙弗之悔。……乃相县治西偏得丞署故址……越三月而（三皇庙）成。……觊医一投以剂起死回生者，几数千人，用是知医之利。”元代三皇庙的地位相当高，“国朝始诏天下郡县皆立庙，以医者主祠、建学、置吏、设教一视孔子庙学”，医生的地位也因此提升。元代对医生的器重和对医学的重视有整体的政策支持，这不但有利于医学医术的发展，也在预防治疗疫病中发挥了巨大作用。

元代还在政府机构中设置了专门的官员负责医学典籍的整理和出版。至元九年，政府设立了官衔为从五品的医学提举司，其职能是主掌考校各路医生课义，试验太医教官，校勘名医撰述的文字；辨验药材，训诲太医子弟，管理各路设立的医学提举。医学提举司秩从五品，设有提举一员，副提举一员，管理该机关的工作。由于元代太医院领各属医职，因而对提举司也有制约作用。医学提举司又管辖各处的医学提举，都负责刻印医书。医书的大量刻印有利于医术的流传，有助于人们解除疫病痛苦。

元代还建立了许多医校，为学校提供医学教授，并将医学由宋朝的九科分为十三科，后大德年间合为十科。国家还规定了每一科应讲授和学习的课程，《通制条格》载：“大德九年五月，中书省礼部呈：泽州知州王祐言考试医学事理，移准太医院关送据诸路医学提举司申，各处设立医学，蒙都省令太医院讲究到合设科目壹拾叁科，合为十科，各有所治经书篇卷方论条目。拟合遵已定程式，为考试之法，不精本科经书，禁治不得行医。”[①] 设立课程也特别重视基础理论，符合学习中医技术的需要。医家之外人士也在无意识地摸索治疗疫病的方法。早在蒙古人攻击西夏时，耶律楚材便用大黄救治了几万人。1265 年，蒙将约哈苏率军攻打宋钓鱼山，宋军应战。钓鱼山战役中，宪宗曾命医生修制曲药给士兵治病。

---

① （元）无名：《通制条格》，浙江古籍出版社 1986 年版，第 261 页。

第二，注意个人卫生。

元人注意到饮食方法与疫病间的关系，总结出数条言简意赅又科学健康的警诫，如“一日之忌，暮勿饱食”“凡早，皆忌空腹”等。元人还很重视个人的清洁卫生，《马可·波罗行记》曾记载，契丹省的人们勤于淋浴，一星期要洗三次热水澡，有的甚至一日一浴，达不到的就洗冷水浴。不管是热水还是冷水都能很好地清理个人卫生，冷水浴还能增加机体抵抗力，促进血液循环，是锻炼身体的好办法。

第三，控制人口迁移。

元代政府曾打算让西域兵征南宋，而让汉人征西亚。耶律楚材以这样会带来疫灾为由，大力反对，这一方案才未施行：“乙未，朝议以回鹘人征南，汉人征西，以为得计。公极言不可，曰：汉地、西域相去数万里，比至敌境，人马疲乏，不堪为用，况水土异，宜必生疾疫，不若就本土征进，似为两便。争论十余日，其议遂寝。”[①]《元史》卷一百七十三记载，宗亲海都作乱，其民投奔者七十余万，散居于云、朔间。丞相桑哥建议将其迁徙到内地，尚书左丞马绍持反对意见，理由是：“南土地燠，北人居之，虑生疾疫。若恐馁死，曷若计口给羊马之资，俾还本土，则未归者孰不欣慕。”忽必烈赞同马绍，曰：“马秀才所言是也。”元王恽所撰《秋涧集》里还记载了朝廷要将怀孟县的人迁移到北方，作者认为“老弱因流离道路，困乏疾疫不无死损”，而上书反对迁民的事件。

第四，地方当局参与治疫。

元朝的地方官也参与救治，在各地的惠民局设有良医救治贫民，国家出资让这些地方医院运转。灾情严重时，政府组织撤离疫区，

① 见《中书令耶律公神道碑》。

或者建房隔离。宋、元、明、清四代全国各地都设置了官办养病机构，元代还普遍增设了医药局，用以协助隔离防治疫病。

第五，提供善后工作。

疫灾后出现饥荒，元政府就赈济粮食，免除赋税，给粮种恢复生产。死伤严重的，政府组织收埋尸体，而且有法律规定这是官员的职责。患者流溢四方的，政府组织给其路费送其回乡。当然还有祈祷以消灾的，比如《青阳集》卷四记载“独于城煌出必祈，反必报水旱疾疫必祷”。而《秋涧集》则记述了更多作者作为地方官亲自祈祷求雨雪而化灾的事例。政府还修建三皇庙，让人祭祀，既有心理安慰的作用，也可以坚定人们对医学的信任，从而乐于从医，同时鼓励医生在疫灾中舍身救人。

2. 明代的疫灾治理

我国历史上的瘟疫多不胜数，明代是我国瘟疫危害比较严重的一个时期，其发生的瘟疫次数及危害仅次于清朝。疫病频数随着时间的推移呈增多趋势，不仅是明代的特点，也是我国秦至清末的疫病灾害的总体趋势。关于明代瘟疫的次数，邓拓先生记载有 64 次。陈高佣先生在《中国历代天灾人祸表》中记载的瘟疫有 69 次。北方地区在瘟疫次数上少于南方，但北京是当时明帝国的首都，人口众多，以当时的卫生条件，在人口聚集的地区容易形成瘟疫；明代后期在山西暴发的鼠疫情况严重，次数也比较多。明代疫灾最严重的当数弘治年间，其次是正统至天顺年间，其次是宣德年间，其次是成化年间，其次是正德年间，其次是永乐年间，其次是崇祯年间，其次是嘉靖年间，其次是万历年间，暴发疫情最少的当数洪武年间。明代万历和崇祯年间两次鼠疫大流行中，华北三省人口死亡总数至少达到了 1000 万人以上。由于鼠疫的流行与旱灾、蝗灾及战乱相伴随，所以，这一时期华北人口的死亡数应当更多。瘟疫给明朝社会经济带来了多方面的影响，集中表现在人户减少、土地荒芜、百姓生活艰难、社会治安恶化。此外，疫灾还对明朝政治和伦理观念产生冲击。

为应对疫灾，明政府继承了前代以政府为主体的疫灾防治模式。明代统治者主要从灾前预防、临灾救治以及灾后安抚等三方面采取措施减轻疫灾危害，维护农业生产和社会稳定。

第一，灾前预防措施。

在医疗技术水平有限的古代中国，把饥荒问题解决好是应对疫灾的根本措施。灾区灾民只有吃饱了才有力气抵御疾病，恢复生产。为了预防饥荒，除了积极生产粮食，还要积极储备粮食。明朝的粮食仓储种类有官仓、预备仓、义仓和社仓，仓储起到了未雨绸缪的作用。兴修水利不仅可以减少水、旱灾，还可以预防疫灾。明太祖朱元璋于洪武二十七年（1394 年）对全国的水利工程进行了一次大规模的修整。明代在中央设立太医院，地方设惠民药局，分工合作，各司其职。太医院是专门为上层统治阶级服务的医疗保健机构，发挥了配药和医疗的作用。而为军民、工匠、贫病者提供医疗服务的是惠民药局。遇到疫病流行，惠民药局为灾区灾民提供防疫治疫的基本药物。明朝中后期，惠民药局开始衰落。除此之外，政府和医家也积极寻求和探索防治瘟疫的理论方法与技术，写就了大量疫灾防治的医书，如《痘疹心得》《瘟疫论》等。

第二，临灾救治政策。

严格的报灾、勘灾、救灾程序。明代疫灾发生后，地方官员必须要做好报灾、勘灾和救灾工作。各地官员要及时组织人员深入灾区，认真勘察灾情，如实报告灾情，否则会受到严格的处罚。中央政府一般会调派官员前往灾区指挥监督地方的赈灾工作，发布赈灾命令让地方执行。

赈济抚恤。疫灾的发生，导致人员大量伤亡。赈济灾民，给他们提供基本的生存条件，既是朝廷恩德的具体体现，也是确保政权稳定的必要措施。查诸明史籍，这方面的情况多有记载。其中，最典型的就是给灾民提供粮食，帮助他们渡过难关，如《明宪宗实录》卷二百二十五记载："成化十八年（1482 年）三月丁丑，时户部主事汪洪催征边储上言山西连遭荒歉，疫病流行，死亡无数，请以腹裹坐派仓粮从缓征收，征徭暂行停免。户部议从其言。"

遣医施药。疫灾一旦发生，民众最需要的是防范和治疗疫病的药饵。疫灾发生后，明政府通常会派遣医官巡视灾区疫情，医治患者，散发药物。如万历三十八年（1610 年），山西阳曲大疫，抚院魏知府"关各发积贮遣医施药救之"。同时，地方政府也会组织医生前往灾区救治灾民，防治疫情扩散。

掩埋尸体。疫灾流行时，明政府设立用于安葬无主尸体的公共墓地漏泽园，以控制疫情蔓延。如"成化七年（1471 年）五月辛巳，京城外置漏泽园时荒旱之余大疫流行，军民死者枕藉于路，特诏顺天府五城兵马司于京城崇文、宣武、安定、东直、西直、阜城六门郭外，各置漏泽园一所收拯遗尸，仍命通州临清沿河有遗体暴露者，巡河御史一体掩藏之"。同时，地方官员也会出资调动民众对无主尸骨进行掩埋。这既是最起码的人道主义要求，也是保护生者免遭疫病的一个重要防范措施。明朝廷不但口头上提倡，而且从物质上切实提供掩埋死者的费用，防止二次染疫。

第三，灾后安抚措施。

赋役镯免或缓征。严重的疫灾过后，人口大量减少，土地荒芜，人民饥困，当然无力承担国家赋税负担，为了缓解民困，镯免赋役在所难免。这种记录不胜枚举。如宣德七年（1432 年）十二月丁亥，镇守河州西宁都督同知刘昭言："所微河州卫各番簇茶马七千七百余匹，已微六千五百余匹给与陕西官军操练，其未到者乃必里卫诸簇，缘今年畜软多疫死，且西番苦寒，请侯来年微之，就给各卫。上从之。”瘟疫导致军队马匹多有疫死，军方需要征纳原额马匹数目以保障军备，因为边疆地区特殊情况，河州都督和山西署都指挥使的奏折都是建议暂时停止征买军马，待到“来年”或“丰年”时再行买补，得到明廷许可。

修省与祈神。在天人感应思想居统治地位的明朝，瘟疫的发生，毫无疑问会被认为是上天对人间的一种警示。统治者也十分紧张，采用修省的方法来回应天意。这种记载非常之多。如弘治七年（1494 年）九月丙申，礼部尚书倪岳等言：“……四川瘟疫盛行。长宁等县病死男妇三千余人，伏望皇上惕然致警于中，赫然修正厥事……上嘉纳之。”既然上天对人间降下灾害以警示统治者，统治者如果认为自己感应到了苍天的不满，那么在采取相应政策措施的同时，朝廷遣派使者甚至皇帝亲自祭祀天地，向各路神仙表达自己会虔诚修省的事情自然就不足为怪了。疫灾发生后，遣派使者祭祀诸神的记载是很多的，如永乐九年（1411 年）七月庚申，陕西疫，遣户部侍郎王彰往祭西岳华山及陕西山川等神。

3. 清代的疫灾治理

清代是一个疫病灾害频发的朝代，重大疫情有随着封建王朝的逐渐衰亡而呈不断频繁、加剧之势。清代疫情多集中在夏、秋两季，夏季尤为突出。清代疫情持续时间长，传播范围广。如雍正十年到十一年（1732—1733 年）江南大疫，乾隆二十年到二十一年（1755—1756 年）江南大疫等都形成了跨年传播，并且涵盖江南数省，对社会发展造成了严重的危害。清代疫情南方多于北方，东部多于西部。江南地区为疫情高发区，浙江发生疫病最多，共有 23 年出现疫情；直隶和山东次之。清代疫病的主要类型有天花、鼠疫、伤寒、霍乱等。其中以天花和鼠疫危害最大，对近代社会产生了重要的影响。清朝前期，八旗婴儿死亡率很高，主要死于天花。

清朝政府推出许多疫灾治理措施。

嘉庆《大清会典》规定，清代救灾、备荒措施为："凡荒政十有二：一曰备祲；二曰除孽；三曰救荒；四曰发赈；五曰减粜；六曰出贷；七曰蠲赋；八曰缓征；九曰通商；十曰劝输；十有一曰兴土筑；十有二曰集流亡。"这十二方面基本囊括并发展了历代相沿而成的各项救灾、备荒措施，即蠲免、赈济、调粟、借贷、除害、安辑、抚恤，以工代赈等方面。这些可以概括为清政府的应急救灾措施，其中最重要的两项措施是减免租赋和赈济灾民。

第一，下令减免租赋。

政府根据当时的灾情轻重，免征部分额赋，叫作"镯免"，也叫"灾镯"，这是历朝政府对瘟疫的主要措施之一。每逢灾疫流行，清政府多采取相对缓和的政策解决民间疾苦。仅在康熙年间，政府就多次下令减免租赋，以此表达皇帝对瘟疫的重视。康熙六年（1667年）五月辛亥日颁诏云："以山西临晋县历年荒疫，特免康熙五年分额赋，并著地方官作速招徕，开垦荒地。"康熙七年（1668年）三月，以甘肃宁州、宁化等五州县及庆阳卫上年遭疾疫，"免地亩额赋一年"。康熙十一年（1672年）九月，康熙对大学士们说："江西的庐陵、吉水、上高、宁州四州县，以及南昌、九江卫，频年荒旱，灾疫流行。农民无力农业生产，荒芜土地五千四百余顷，命户部镯其通赋，仍救巡抚速行招垦。"[①] 康熙三十一年（1692年）下令户部说："陕西西安等处连年凶荒，继之疾疫，使得间阎之间失业严重，百姓流亡他乡。自去岁冬月以来，已经颁发帑金，镯免了正赋，让陕西

① 《清史稿·圣祖本纪一》，中华书局1977年版，第179页。

不要再挽输积谷，转运嘈粮到朝廷，并所有明年地丁粮税，悉予镯免。从前通欠，一概豁除，用称朕子惠元元至意。”

第二，设粥厂，施放药品。

瘟疫一旦暴发，必然引发当地缺医少药、广大民众衣食不保的局面。政府通过设粥厂、施放药品，以达到稳定民心、安定统治的作用。如顺治十一年（1654 年）在景山东门外盖药房三间，疫病流行时，委派太医院官散发药物。[1] 康熙二十年（1681 年），在五城设药厂十五处，为百姓免费治病。乾隆元年（1736 年）三月谕总理事务大臣：“闻省地方，春夏之交，多有瘴药物气。今当用兵之时，朕心深为轸念。著将内制平安丸、太乙紫金锭药物，多多预备，……分给各路军营，以备一时之用，毋得稽迟。”[2] 乾隆三年（1738 年）四月，广东督抚鄂弥达奏请定四省边瘴各病故官员回籍拯恤之例，并要求酌量加恩。乾隆批示：“朕意与其加恩拯恤于身后，何如设法保全于生前”，又奏“粤西烟瘴各缺，水土最为恶毒……请于广东等省人员内拣发委署，以备将来调补之用。其现任各员，有身染瘴病告病者，旧例在省调理，不准回籍……请嗣后准其回籍调理，病痊，由原籍给咨赴部引见，请旨补用……不能回籍者，著该督抚，酌量赏给返乡路费，量加拯恤。”[3] 这些奏请都得到了皇帝的恩准。除了皇帝本人的亲历亲为以外，有些政府的中央及地方机构也采取了相对积极的措施治理瘟疫。如康熙十年（1671 年），御药房除承担一般事务外，在瘟疫流行时也散发药物。清朝收复台湾后，在当地设立了“恤政”机构——养济院等。

就整个清朝而言，除了普遍的应急救灾措施外，特别重视对天

① 张剑光：《三千年疫情》，江西高校出版社 1998 年版，第 432 页。
② 《清史稿·高宗本纪》，中华书局 1977 年版，第 476 页。
③ 《清实录》第三十三册，中华书局 1985 年版。

花的防治。

清政府对于天花的防治措施为人痘接种术。清代董玉山在《牛痘新书》、朱纯嘏在《痘疹定论》中都论及在江南有人采用了种痘方法。清人入关以前，对于天花的流行尚无有效控制的措施，患者只能外出避痘。清人入关以后便采取驱逐隔离天花患者的政策。如，清太宗天聪元年（1627 年）及八年（1634 年），因天花流行，只得让诸子外出避痘，并设避痘所。清初，不仅皇帝及其子女有“避痘所”，王公大臣家中也设立了类似这样的避痘场所。顺治二年（1645 年）二月，曾令凡城中之民出痘者，即行驱逐，城外四十里东西南北各定一村，使患病者居住。康熙二十年（1681 年），圣祖命内务府广储司郎中徐定弼求痘医，得朱纯碬和陈添祥二人，为皇子皇孙种痘皆愈。此后康熙开始积极推行人痘接种，除了国内日渐风行，还先后流传于土耳其、俄罗斯、朝鲜、日本及欧洲、非洲等国家。乾隆时期继续推行人痘接种术和隔离措施。天花传染基本在清代得到了控制。

第二章　近现代国家疫灾治理

世界近代史是16世纪前后至20世纪初第一次世界大战前资本主义社会形态酝酿、产生和发展的历史。近现代世界史上，重大瘟疫虽时而流行，给人民造成极大痛苦，但随着医疗科技等人类文明进步，国家在疫灾治理方面出现了许多改善因素和现象，值得深入研究、借鉴。

一、近代国家对疫灾的治理

近代世界主要有米兰大瘟疫、伦敦大瘟疫、马赛大瘟疫等重大流行瘟疫。近代国家在应对相关疫灾时采取了种种措施，取得了积极成果。比如，近代以前，在巴黎、罗马、佛罗伦萨等欧洲城市的街道上，污水横流，垃圾遍地。人们终年不洗一次澡。为了遮掩体味，法国人才发明了香水。18世纪前后，欧洲各国积极加强基础卫生设施的建设，改进下水道建设，重视对垃圾的处理，加上普遍进行杀虫和消毒，鼠疫等一度严重危害人类生命的传染疾病得到了有效控制。国际上把近代以来各国对鼠疫等传染病的防治称为“第一次卫生革命”。现在，鼠疫等传染疾病在发达国家已基本消失，只是在非洲贫困地区时有发生，可以说，“第一次卫生革命”已经取得了胜利。

（一）米兰大瘟疫

1629—1630 年发生了 17 世纪欧洲最严重的一次瘟疫——米兰大瘟疫。这次瘟疫最早起源于 1623 年法国北部，随后传播至英格兰、德国、瑞士等国家，到 1628—1629 年，意大利北部开始受到瘟疫入侵。迅速蔓延的瘟疫重创了意大利北部所有城市，截至 1630 年春天，意大利北部城市中仅有 5%的人口免于瘟疫，而有 30%—35%的人口死于瘟疫，死亡总人数约为 200 万。

瘟疫会减少劳动力供给，1575 年，面临瘟疫威胁的威尼斯共和国曾采用吸引技术工人的方式解决人力资本短缺的困难。1630 年米兰大瘟疫后，米兰从周边地区吸引来许多幸存的技术工人和商业精英，这极大地阻碍了米兰附近城市的经济复苏，使其相关产业发展受阻，创新活动受到抑制。囿于人力资本的短缺，资本被迫摆脱僵化的行会体系限制，逃离了城市和工厂，进入更加安全和有利可图的农村和土地。

（二）伦敦大瘟疫

伦敦大瘟疫是指 1665—1666 年发生在英格兰的大规模瘟疫。在这场瘟疫中，有 7.5 万—10 万人丧生，超过当时伦敦总人口的 1/5。这次瘟疫被确定是淋巴腺鼠疫引起，由人通过跳蚤感染。这场传染病也是淋巴腺鼠疫在英格兰的最后一次大规模暴发。

伦敦大瘟疫源于荷兰。1599 年，阿姆斯特丹不幸暴发瘟疫，到了 1664 年，因瘟疫死亡人数已经达到 5 万。

但国际贸易并没有因瘟疫暴发而终止。隔海相望的英国和荷兰贸易极其频繁，再加上当时阿姆斯特丹港很多患上瘟疫的人为了求生偷渡到英国，致病源就传播到了英国。

圈地运动导致伦敦人口不断膨胀。1563 年，伦敦人口为 9.3 万，

1700 年突破 70 万。大量贫民生活在拥挤、潮湿、卫生状况恶劣的伦敦贫民区。此类家庭往往入不敷出，饮食主要靠各种豆类、卷心菜、胡萝卜、野菜等“穷人的食物”，自身免疫力低下，成为瘟疫快速扩散的基础人群。

这一时期，伦敦正处于由木材燃料转变为煤炭燃料的过渡时期。生产和生活效率提升的同时，燃煤也给伦敦环境造成了不利影响——伦敦人开始习惯闻到工业煤烟以及泰晤士河边上的屠宰场、垃圾站散发出的混合气味。水污染同样也很严重，穷人只能饮用被污染了的河水。

在荷兰暴发瘟疫时，伦敦政府已开始行动了。如进行船舶检疫，政府分配了两艘海军舰艇拦截进入泰晤士河口的船只。来自受细菌感染港口的船只必须在坎维岛停留 30 天，待检验后才可以前往上游；从没有瘟疫的港口而来的、经检疫获得了健康证明的船可以继续航行。另外，英国当局还在蒂尔伯里和格雷夫森德的泰晤士河对岸的堡垒间建立了第二条检查线，这里仅允许带有证书的船舶通过。随着鼠疫的恶化，检疫隔离期延长至 40 天，检疫地区也继续扩大。然而，细菌仍然传遍了伦敦的大街小巷。瘟疫高峰期，伦敦市政府开始聘用公立医生为大众服务，并组织处理尸体以防情况进一步恶化。

民间也在自发实行隔离制度。在 1665 年英格兰德比郡小镇来姆暴发鼠疫时，镇内居民主动封城，不让外面的人进来，也不让里面的人出去，以中断疾疫外传。最后，小镇 350 多人有 260 人死于这场瘟疫。

民众的恐慌情绪不会轻易消散。伦敦市民害怕直接接触病原体，经常将病死的尸体草率地丢在马路旁，啃食了尸体的老鼠和它们身上的跳蚤又带来下一轮疫病传播。

伦敦当局发出指示，要求在城区内不停地放火，利用高温来清洗城市空气使之变得洁净。同时，政府强烈敦促民众吸烟后吐出烟雾，希望凭这些物质抵御细菌在市内的散播。

伦敦贫富居住区域划分较为明显，在西郊和城市中心的富人区疫情大多较轻；而在伦敦的东、北郊和泰晤士河沿岸的贫民区，疫情则相当严重。瘟疫严重扰乱了伦敦社会，无数人流离失所，社会生产生活秩序遭到破坏。

到1665年初冬，伦敦的死亡人数开始减缓。1666年9月2日，伦敦发生火灾，摧毁了伦敦的大部分地区。也有学者据此认为，是大火终止了这次鼠疫的传播。

（三）马赛大瘟疫

1720年，法国马赛突发瘟疫。这场瘟疫还蔓延到周边城市，造成10万人死亡，是该市有史以来最严重的一次灾难，也是18世纪初欧洲最严重的瘟疫之一。马赛大瘟疫持续时间较短，到1722年基本结束。这与法国政府采取的强硬措施不无关系。政府规定，如马赛市民与普罗旺斯和其他地方的人有任何来往或沟通，将会被处以死刑。为加强隔离，政府还建立了瘟疫隔离墙。瘟疫结束后，马赛经济只用了短短的几年就恢复了，贸易扩展到西印度群岛和拉丁美洲。截至1765年，马赛人口增长恢复到了1720年之前的水平。

（四）其他流行瘟疫

除上述几次较大流行性疫灾外，近代史上还暴发了其他种类的瘟疫，这些瘟疫虽然远在近代史前就不时危害人类社会，随着近代工业革命的发展而带来的交通便利条件，其影响与危害也更加深重。当然，由于科学技术革命的进步，在与这些疫灾的斗争中，相关政府的疫灾治理能力也得到提升。

在近代，天花与人类的缠斗仍在继续。16—18 世纪，欧洲每年死于天花病的人数为 50 万，亚洲达 80 万人。有人估计，18 世纪内全球约有 15 亿人死于天花。

对于江户时代的日本平民而言，传染病比地震和火灾更加可怕，天花、麻疹和水痘是当时俗称的“三病”，人人闻之胆寒。在江户时代，患者亲人常常会让其前往四国八十八个所或熊本的加藤清正公祠等灵场去朝圣，导致许多患者在这些场所乞讨，旅费用尽时就会被驱逐。这些被驱逐的患者会边乞讨边在附近的灵场朝圣直至死亡，也有一些患者与其他患者共同结成乞丐群体。当时日本各地还有一种迷信说法，认为捕鱼时带上患者能捕到鲔鱼，因此也有不少病患者被带着从事渔业。其中，为了应对天花，日本的江户幕府设立了直属的种痘所。明治维新结束、日本进入近现代之后，为了解决疫病患者聚居在寺院周边的问题，政府建立了用疗养所进行隔离的制度。在明确了此传染病的感染性较弱、治疗方法得到确立，甚至是患者已经痊愈、只是还残留有身体的变形等后遗症时，对患者的强制隔离政策还在继续。1955 年最后一位患者治愈后，天花在日本绝迹。

1796 年 5 月 17 日，一位著名的医生成功地进行了一项具有划时代意义的医学试验——天花接种。这项试验的成功，标志着困扰人类一千余年、曾夺走无数人生命的病魔，被医学史家们称为“死神的帮凶”的天花，从此被人类制服了。主持这项试验的人是英国著名医生爱德华·琴纳。“预防胜过医治”就是从天花疫苗开始的，当时变成了欧洲很多国家的一种政策。这种政策对他们的经济发展和军事扩张贡献极大，是欧洲实力增长的主要原因之一。

肺结核是另一种呼吸道传染病，在工业革命后繁荣起来的英国大肆流行。被誉为“黄金时代”的 1830 年左右的伦敦，据说每 5 人中就有1人死于结核。当时，英国工人的工资不仅被压得极低，而且每天工作时间长达15个小时。此外，人口急速向伦敦集中，从而形成了贫民窟。人们将生活废水直接排入泰晤士河等河流，并且不加以过滤直接饮用，生活环境极其恶劣。目前普遍认为，过劳再加上营养不足，使得当时人们免疫力低下，从而导致了结核杆菌的增殖。

工业革命影响了世界各国。暴发于英国的结核病也随着工业革命的普及而蔓延开来。明治初期，从日本远渡英国的留学生在当地染上结核而辍学归国、最终不治身亡的例子屡见不鲜。明治时代早期，日本称肺结核为“劳咳”。到了近代，受害最为严重的是纺织业女工。日本女工的过劳、营养不良及集体生活是结核发病的主要原因。1889年，兵库县须磨浦[①]建起了民间第一所结核疗养院，但公立结核疗养院制度直到1937年才公布。此后，茨城县那珂郡的村松晴岚庄作为最早的公立结核疗养院开始运营。日本死于结核者最多的年份是1918年。当时，每10万人中就有257人死亡。在第二次世界大战前后，遭到征兵、集体生活在狭窄军营内的年轻男性中也有结核病蔓延。在1935－1950年的15年间，结核病都位居日本死因的榜首，甚至被称为“亡国病”。

19世纪，工业革命后，列强用坚船利炮轰开了阿拉伯世界的大门，开始了漫长的殖民进程，在此过程中，现代医学也传入了阿拉伯国家。埃及率先建立起公共卫生制度，其首要目标便是通过注射疫苗，防控天花之类的传染病。

伤寒有斑疹伤寒与肠伤寒、副伤寒等各类。所谓斑疹伤寒，是以人体虱为媒介、由立克次体所导致的传染病，病情特征有高烧、咳嗽、出疹，多发于人口密集地区、不卫生地区。1490年，西班牙

① 兵库县须磨浦，即今日本神户市须磨区。

士兵从塞浦路斯岛带来了斑疹伤寒并在欧洲流行开来，1545年在墨西哥暴发流行。17世纪以后，欧洲王侯权贵及富裕的中、上层市民流行剃光头发并戴假发的习俗，据说便是出于预防伤寒的目的。1812年俄法战争时，伤寒在法军中大肆流行，造成众多人死亡。第一次世界大战时，俄罗斯有3000万人罹患伤寒，其中10%左右最终死亡。19世纪斑疹伤寒的流行，与霍乱流行同为劳工运动频发的原因之一，并最终带动了各国的城市改造及彻底整治公共卫生等城市政策的完善。

霍乱是由霍乱弧菌引起的烈性肠道传染病，发病急，传播快。自古以来，印度恒河三角洲就是古典生物型霍乱的地方性流行区，有“人类霍乱的故乡”之称。1817—1923年的百余年间，共发生6次世界性霍乱大流行，每次大流行都曾波及中国。对于霍乱的治疗，人们认识到，必须严格隔离治疗。而治疗关键是补液——包括静脉补液和口服补液。霍乱也让人们意识到了养成良好饮食卫生习惯的重要性。

二、现代国家对疫灾的治理

史学界一般把自俄国十月革命开始至第二次世界大战结束作为世界现代史。在现代世界，随着天花接种的发明推广、近代医学和公共卫生制度的出现和发展，人类第一次能够运用科学原理彻底打败特定传染病。同时，随着社会科学和地缘政治的发展，现代国家对疫灾的治理也更加科学，效果也更为明显。

（一）1918年西班牙流感的暴发与治理

第一次世界大战中，死亡者达1000多万，是人类历史的一场浩劫。然而，就在这场浩劫快要结束的时候，一场流感的暴发随即夺去了 2000 万—4000 万人的生命。这次流感被看作有记载的世界历史上影响最严重的流行病：一年时间里死于流感的人数超过了 14 世纪发生的黑死病所造成的死亡人数，美国人平均寿命降低了 10 岁。这就是 20 世纪人们闻之色变的“西班牙大流感”，也称作“1918 年流感”。

西班牙大流感初期症状只是头疼、发烧、肌肉酸痛等普通感冒症状。公共卫生官员和政治人物有意无意地低估了 1918 年流感的严重程度，导致相关新闻报道很少。除了担心对疫情的充分报道可能会在战争期间为敌人所利用，政府还希望努力维护公共秩序，避免造成社会大规模恐慌。因为西班牙首先公布了流感疫情，这次流感也就因此得名“西班牙流感”。

1918 年 10 月，这场全球病毒性流感像瘟疫一样，以空前速度向全世界各地蔓延，夺去了数千万人的生命。不到一年的时间里，法国有 40 万人死于这一流感。据统计，在这次流感大流行中，染病美国人占到总人口的 28%，有数万名美国人死亡，是在世界大战中死亡的美国人数的 10 倍。在欧洲牺牲的美国士兵中，有一半死于流感病毒，而不是死在战场。1918 年 10 月 6 日，费城公布了该月份卫生档案中的第一份报告：一天之内有 289 人死于与流行感冒有关的病症。在这个月里，费城有超过 11000 人死于流感。而在 1918 年某一天之内，就有 851 名纽约人死于流感。

西班牙大流感传播广泛和堑壕脱不开关系，高致死率也与战争有密切联系。第一次世界大战是标准的堑壕战，尤其是法国东北部密密麻麻地分布着数千条堑壕。士兵们挤在阴冷潮湿的堑壕中，让这一条条战线成为流感病毒极佳的传播地。一般来说，病毒并不急于杀死宿主，而往高传染、低致死的方向转变，以获得更多的繁衍机会。但一战的特殊环境让病毒不缺传染体，士兵在战争中的高死亡率也让病毒无需蛰伏。同时，一战前线士兵是要轮换的，战事最激烈时，每周都要将前线士兵调回后方修整，伤员也要送到简陋的战地医院，无法继续作战的或者长期值班的兵员还被遣送回家中。但无论是后方的军营还是战地医院，都是人员密集、适合病毒传播的最佳地点。返家的感染者也把病毒带到了世界各地。此外，非洲和印度的殖民步兵，澳大利亚、新西兰、加拿大等英联邦士兵也把病毒带到了世界各个角落。同时，大流感带来的恐慌也促使一部分人逃离城市，人口迁移助长了瘟疫的散布。美国在一个月内，流感就从人口稠密的东部传播到了西部。就这样，西班牙大流感借着一战，成为了一种传播和致死率双高的可怕疫灾。

当时人们认为，这场流行性感冒是一种叫作“法伊弗氏杆菌”的细菌引起的。但是，研究证明并非如此。当时科学已经取代了宗教，成为人们对抗瘟疫的普遍信仰。而其时的科学观念认为，细菌是所有瘟疫的源头，找到致病细菌就能找到治疗手段。因此，法伊弗氏杆菌引起流感的说法给了人们极大的安慰。

在西班牙流感高峰期，许多城市都实行了检疫。有些地方被迫停止了基本的公共服务，包括治安和消防工作。消毒也和隔离一样，在各国大范围开展。中国当时的北洋政府也在北京采取了一些消毒措施。美国的公共卫生系统的发展即是西班牙大流感——当时美国国会拨款 100 万美元用于强化公共卫生部门，使其大幅开展雇佣优秀医生、改进卫生资料的收集和处理、建立公共医疗点等工作。

需要指出的是，在 1918 年，当代社会所熟知的针对流感的疫苗并没有被推行使用，因此接种免疫对流感的结束并无贡献。之前患有流感的人可能具备更强的抵抗力，例如在军队服役多年的士兵死亡率即比新兵要低。

（二）第三次鼠疫的大流行与治理

在有史可循的几次传染病大流行中，第一次鼠疫大暴发是542—543年的查士丁尼鼠疫。第二次鼠疫大流行是14世纪在欧洲肆虐的“黑死病”。第三次鼠疫大流行是1855年始于中国云南省的一场重大鼠疫。第三次鼠疫大流行以传播速度快、传播范围广超过了前两次而出名。

第三次鼠疫大流行先从云南传入贵州、广州、香港、福州、厦门等地后，这些地方死亡人数达10多万人，之后迅速蔓延到印度，1900年传播到美国旧金山，也波及了欧洲和非洲，在10年间就传播到60多个国家77个港口。这次鼠疫单在印度和中国，就造成超过1200万人的人死亡。世界卫生组织统计，这次鼠疫大流行一直延续到1959年。这次鼠疫的世界性扩散所投射出的背景，是殖民主义的拓展所带来的交通体系的发达化、商品流通的活性化以及人口迁移造成的各地联系不断紧密化等现象。这次鼠疫的感染症状也强化了公众卫生“洁”与“不洁”的观念。1902年，东京、横滨也发生了鼠疫，政府出台了以5钱（后改为3钱）收购1只老鼠的措施，清除作为传染媒介的老鼠。横滨市内收购老鼠的事务由市政府卫生科、卫生组合事务所、警察局、巡逻派出所等管辖，根据国民报的资料，截至1905年3月，用于收购老鼠的总金额就突破了4万日元。

（三）亚洲型霍乱的大流行与治理

霍乱是由霍乱弧菌所导致的传染病，可造成突发性高烧、呕吐、腹泻、脱水症状，传染性极强。现存最古老的霍乱记录发生于公元前300年左右，其后7世纪的中国、17世纪的爪哇也留有被认为是恶性霍乱瘟疫的记录。世界性的霍乱大流行始于1817年。

目前普遍认为，1817年霍乱疫灾的发源地在恒河下游的印度孟加拉地区及其与孟加拉国的交界地带，之后蔓延到整个亚洲以及非洲，一直持续到了1823年。因为发源地在亚洲地区，故此类霍乱被称为“亚洲型霍乱”。

1826—1837年间的第二次世界性的霍乱大流行不仅祸及亚洲、非洲，还扩散到了欧洲及南北美洲，规模达到了世界级。1832年4月，巴黎感染霍乱的人数开始增加，同时出现了感染霍乱是有人投毒的传言，被认为是投毒者的人受到了民众的残暴迫害。在这次事件中，有数人被杀。事实上，在霍乱流行的19世纪30年代，毒杀的谣言流传到欧洲的各个角落，其中甚至有医生因受到怀疑而惨遭杀害。

19世纪前半叶霍乱流行时正值19世纪初以来城市化急速推进时期，其时欧洲各大城市的卫生环境都相当糟糕。在伦敦和巴黎，霍乱等疫病都是沿着道路和下水道扩散，而贫民窟的受害情况尤其严重。霍乱的猖獗让许多人痛彻地感受到传染病不仅是“人类疾病”，更是“社会疾病”，因而诞生了研究社会健康的公共卫生学以及包括上下水道的整备、拓宽道路等内容的现代城市工学等新的学科领域。

此后，在1840—1860年、1863—1879年、1881—1896年、1899—1923年，又暴发了4次重大亚洲型霍乱疫灾。这些瘟疫大流行的背景，一个是工业革命所带来的蒸汽机车、蒸汽船等交通手段的发展，另一个是印度殖民地化等世界经济、政治的深化融合。

1884年，德国细菌学家罗伯特·科赫发现了霍乱弧菌的存在，同时随着防疫体制的强化，亚洲型霍乱渐渐退出世界历史舞台。但是，霍乱在亚洲南部和东部地区还在反复流行，1909年、1919年、1932年中国深受其害，印度则持续到了20世纪50年代。这些霍乱流行期间，每次都出现数以万计的死者。

第三章　当代世界疫灾治理

世界当代史从1945年第二次世界大战结束至今。和平与发展是当代世界两大主题。世界要和平，国家要发展，社会要进步，经济要繁荣，生活水平要提高，已成为历经两次世界大战灾难的当代各国人民的普遍要求。19世纪50年代后期，法国细菌学家路易斯·巴斯德首先建立了微生物与疾病的联系。几十年后，德国细菌学家罗伯特·科赫进一步提出了现代意义上的“传染病”概念。此后，“细菌致病论”逐渐传播开来，并取代了之前流传已久的充满宿命论意味的天降惩罚学说。同时，随着物质财富的增多，当代世界大部分国家的疫灾治理能力都得以提升，预防和控制疫灾取得了巨大的进展。20世纪70年代，医学研究的重点发生了转移，传染病作为人类的第一杀手已让位给了心脑血管、肿瘤等其他疾病。即使如此，人类历史上常见的疫病并没有全部消失，新的疫情仍不时袭来，严重威胁着人类的生命与健康。21世纪接踵而至的非典型肺炎、埃博拉病毒、中东呼吸综合征、新冠肺炎等严重疫灾，更是严重困扰着世界各国的疫灾治理，向人类敲响了警钟。

一、当代世界重大流行疫病

尽管当代世界的医学技术已经取得巨大成就，公共卫生条件也得以改善，但重大疫灾并未被遏止。一些传统的流行疫病依然不时发作，危害着人类的健康。同时，又出现一些新的病毒，导致了新的疫灾暴发。特别是进入21世纪以后，全球重大疫灾有增无减，严重影响着人类的发展。

（一）持续肆虐的流感

“西班牙大流感”结束以后，流感并没有完全在地球上消失，不时显现其威力，侵袭着人类的身体健康。“西班牙大流感”后，世界上又出现过几次流感大流行，即1957年开始的由甲型流感病毒（H2N2）所致的“亚洲流感”、1968年出现的由甲型流感病毒（H3N2）所致的“香港流感”，以及由甲型流感病毒（H1N1）所致的“H1N1流感大流行”。

“亚洲流感”在1957年冬发源于中国贵州，并扩散到中国全境。随后在8个月内席卷全球，发病率约15％－30％，全球至少100万人死于该次流感大流行。中国科学家虽然成功分离出了病原体，但由于当时中国并未加入世界卫生组织的流感相关机构，因此直到疫情发生两个月之后，消息才传到了其他各国。

“香港流感”因1968年首发于中国香港地区而得名。引起“香港流感”大流行的甲型H3N2亚型流感病毒代表株于1968年7月在香港首次分离。1968年“香港流感”的流行导致了100多万人的死亡，其中英国有3万死亡病例，美国共有3.4万人因感染致死。中国香港报告了4万－6万个病例，约占人口总数的15％。

虽然流感感染人类的历史至少长达数千年，但H1N1猪流感之前从未在人群中暴发过。2009年4月H1N1猪流感第一次在人群中暴发。H1N1流感最初只是在墨西哥及美国发生局部流行，但从2009年春季开始到2010年3月，它开始作为A型流行性感冒病毒、H1N1亚型流行性感冒病毒所导致的猪流感在全世界流行开来。世界卫生组织在2009年4月27日将全球流感大流行的警戒级别提升至4级，两天后的4月29日提升到5级，6月11日又宣布提升到6级。这是进入21世纪以来人类所经历的第一场流感瘟疫。据中华人民共和国商务部发布的信息，2009年的H1N1流感给以色列造成约7.8亿美元的直接经济损失，各种直接和间接损失合计约达350亿谢克尔（合计89.6亿美元）。据世界卫生组织数据，该疫情对全球股市造成冲击，使全球股市下跌10%左右。2010年5月，全球214个国家和地区超过130万人感染H1N1，总死亡人数约为1.8万人，患者平均死亡率为1.3%。

（二）“西尼罗河”病毒的蔓延

西尼罗河病毒无疑是最肆虐的病毒之一，最早于1937年在非洲乌干达的西尼罗河地区被发现，此后传播到中东、西欧和中亚等地区，近几年也在阿尔及利亚、罗马尼亚、捷克、刚果、俄罗斯和以色列等国家和地区流行过。1999年首次在纽约被发现，2000年逐渐蔓延到邻近几个州，2001年病毒开始从东海岸向西、南蔓延；2002年6月，病毒再次在路易斯安那州暴发，威力大大超过了前几年。总体来说，此种疫病每年夏季都会在美国造成成千上万人死亡。对于这种新病毒，无论是针对其造成的短期感染，还是长期的健康威胁，人类都还没有找到有效的药物。

（三）尼帕病毒在南亚流行

尼帕病毒是一种新出现的高致病性的动物源性病毒。2018年，世界卫生组织将尼帕病毒列为十大威胁全球健康和安全的疾病之一。尼帕病毒最先于1998年在马来西亚被识别确认，继而在印度、孟加拉国、菲律宾出现暴发疫情。在孟加拉国，尼帕病毒自2001年后每年都在暴发。虽然范围有限，但是人际传播已经成为尼帕病毒暴发的主要传播模式。研究发现，在孟加拉国，人们由于食用被蝙蝠排泄物污染的棕榈果实而感染此病。一种常见的巨型蝙蝠被认定为尼帕病毒在孟加拉国的主要宿主。2018 年 5 月，印度喀拉拉邦暴发尼帕病毒病，是印度南部自从西孟加拉邦纳迪亚暴发以来第一次报道。喀拉拉邦一共有 19 个病例被报道，其中 17 例死亡。虽然在当地的巨型果蝠中检测尼帕病毒呈阳性，但并不清楚最初病毒是如何从蝙蝠传播给人。第二代病例主要是由医院内的传播引起的，其中包括医务人员的感染。飞沫传播是尼帕病毒人与人之间传播的主要传播模式。喀拉拉邦和之前在印度北方以及孟加拉国出现的病例提示，尼帕病毒在果蝠中循环并跨地区传播。

（四）李斯特菌在南非暴发

李斯特菌导致的重症胃肠道感染在发达国家并不少见，2017—2018 年南非最大的一次李斯特菌暴发，其源头被认定为工厂生产的某种肉肠。2017 年 1 月到 2018 年 8 月 28 日，一共出现了 1064 例实验室确认的病例，至少 223 人死亡。2017 年 7 月，南非豪登省预警李斯特菌异常高的发病情况，随后病例蔓延至全国范围。

（五）埃博拉出血热在非洲流行

埃博拉病毒可引发急性传染病埃博拉出血热。该病可通过身体接触传染，患者病死率高达 50%—90%，是现存的毒性最大的病毒。目前还没有有效抵御这种病毒的疫苗和药物。埃博拉出血热在 1976—2012 年暴发了 23 次。2014 年 7 月，埃博拉病毒再次在非洲大暴发，其感染和死亡人数超过以往任何一次。继 2014—2016 年在西非四国流行后，埃博拉又在刚果（金）流行。刚果（金）埃博拉出血热疫情持续时间超过 1 年。2018 年 8 月 1 日至 2019 年 7 月 31 日，刚果（金）累计报告 2713 例病例，其中 1823 例死亡。2019 年 7 月，刚果（金）北基伍省省会戈马报告4例输入性病例，其中2例死亡，2例仍在治疗中，戈马是重要交通枢纽，与多个国家和地区有直航航班，且距离卢旺达较近，疫情传播和扩散的风险进一步加大。2019年7月17日，世界卫生组织根据国际卫生条例召开紧急情况委员会会议，宣布刚果（金）埃博拉出血热疫情构成国际关注的突发公共卫生事件。

（六）霍乱在非洲多国持续流行

霍乱在非洲多个国家持续流行，2019年7月尼日利亚新增583例，环比上升73%；肯尼亚新增429例，环比下降52.3%；埃塞俄比亚新增363例，环比下降21.1%；刚果（金）新增343例；喀麦隆新增197例，环比上升271.7%；坦桑尼亚新增16例，环比下降87.8%。

（七）致死率极高的中东呼吸综合征

2012年，一种新型冠状病毒引发的中东呼吸综合征在沙特阿拉伯引发疫情，此后又蔓延至中东多国，并向欧洲与亚洲多国扩散。中东呼吸综合征致死率高达35%，但传染性低。2012年始发于沙特，传播速度一直比较稳定，基本集中在中东，至2013年6月，全球患者共60多例。中东呼吸综合征冠状病毒总死亡率高达35.6%。由于其人传人的特性，中东呼吸综合征不只在中东出现。事实上，它可以在世界任何地方出现暴发流行。2019年7月，沙特阿拉伯中东呼吸综合征病例数较6月和2018年同期均有升高，新增病例9例，同比上升12.5%，环比上升28.6%；新增3例死亡病例，同比上升50%，环比上升200%，无聚集性病例。2019年已报告179例病例和42例死亡病例，同比分别上升62.7%和16.7%。

（八）肆虐全球多国的登革热

登革热病毒可引发急性传染病登革热。这种疾病最初发生在热带地区，大多发生在这些地区的雨季——此类地区雨季极易滋生大量携带病毒的蚊子。登革热病毒通过蚊子叮咬进行传播。登革热出血热的比例也越来越大。目前，全球每年发生 5000 万－1 亿个登革热病例，有 24.5 亿人受到感染的威胁。登革热影响所有年龄的人，但是大部分发生在年龄 15 岁以下的儿童。全球多国登革热疫情呈高发态势，2019 年美洲地区已累计报告 203,1843 例病例，超过 2017 年和 2018 年的总和，死亡 724 例，其中巴西报告 174,8473 例，死亡 485 例。2019 年 7 月美洲新增 13,7181 例，同比上升 51.6%，环比下降 46.3%。西太平洋地区登革热疫情呈上升态势，菲律宾历史上首次发布登革热全国预警，截至 2019 年 7 月 13 日，该国已累计报告 13,0463 例病例和 561 例死亡病例，同比分别上升 92.7%和 52.9%。马来西亚和柬埔寨新增病例也较多。

（九）麻疹仍不时袭扰

根据世界卫生组织监测数据，全球麻疹流行强度持续减弱，2019 年 1－6 月全球 181 个国家和地区累计报告 26，9522 例麻疹病例，同比上升 159.8%（因数据发布滞后，疫情监测工作无法及时获取 7 月全球各国病例数据）。2019 年 7 月刚果（金）新增 2125 例麻疹病例，环比下降 38.2%；乍得新增 1992 例麻疹病例，环比下降 14.2%；尼日利亚新增 1426 例，环比下降 22.0%；乌克兰新增 1711 例。

（十）致死率较高的非典型性肺炎

非典型性肺炎是一种由 SARS 冠状病毒引起的急性呼吸道传染

病，世界卫生组织将其命名为“重症急性呼吸综合征”。本病为呼吸道传染性疾病，主要传播方式为近距离飞沫传播或接触患者呼吸道分泌物。临床上以发热、乏力、头痛、肌肉关节酸痛等全身症状和干咳、胸闷、呼吸困难等呼吸道症状为主要表现，部分病例可有腹泻等消化道症状；胸部X线检查可见肺部炎性浸润影、实验室检查外周血白细胞计数正常或降低，抗菌药物治疗无效是其重要特征。重症病例表现为明显的呼吸困难，并可迅速发展为急性呼吸窘迫综合征。非典型性肺炎事件于2002年在中国广东顺德首次发现，很快扩散至东南亚乃至全球，直至2003年中期，疫情才被逐渐消灭。

（十一）传播力极强的新冠肺炎

新冠肺炎是指由新型冠状病毒感染导致的肺炎，是2019新型冠状病毒感染引起的急性呼吸道传染病。该病通过呼吸道和接触传染，还有可能通过粪便传播。新冠肺炎的主要症状是发烧、乏力、干咳，少数病人存在咽痛、鼻塞、流涕、腹泻，严重者逐渐出现呼吸困难等，重者可出现急性呼吸窘迫综合征、脓毒症休克、难以纠正的代谢性酸中毒、凝血功能障碍等。大多数患者病情较轻，预后良好；少数患者病情危重，重者导致死亡。新冠肺炎疫情2019年末突然袭来，中国政府已公布新型冠状病毒的全基因组序列，这将有助于全球科学家和公共卫生组织加入诊断试剂的研发及病毒致病性研究。

二、当代国家疫灾治理机制面临的挑战

大规模传染病是当代国际社会及各国政府面临的严峻挑战。有研究认为，受全球化、现代医疗实践和农业活动导致的不良后果、人类行为方式的变化以及环境因素等方面的影响，21世纪以来，传

染病已取代来自敌对国直接的军事威胁而成为国际社会及各国政府必须面对的严峻挑战。特别是现代医学应对乏力、生物恐怖主义和生物武器日益严峻的威胁，使得新型病毒传染病的威胁和程度都越来越严重；同时，人类与各种致命微生物越来越多的接触使这一趋势趋于扩散。随着当代世界国家公共卫生事业的发展，应对疫灾手段更加先进多样。当代国家组织能力的强大可以在疫病暴发之初就实现社会控制，限制人员流动，动员医疗资源。但因为社会体制和发展程度的不同，不同国家在疫灾治理方面体现出不同的特点，积累了不同的经验，同时也面临许多挑战。需要高度关注的是，近年来流行的大规模疫病往往暴发于发展中国家。一些发展中国家国家动员能力有限，面对疫情，缺乏快速反应能力。许多发展中国家甚至主要依靠国际组织和其他国家的医疗援助才能对抗疫情。这些问题，需要人类社会共同关注。

（一）流感疫情的应对

2009年4月，甲型H1N1流感开始在墨西哥暴发。随后，该疫情迅速蔓延至全球，成为2005年新版《国际卫生条例》颁布以来第一个被列为国际关注的突发公共卫生事件，给多个国家造成重大经济损失。

为应对疫情，墨西哥曾封城10日，关闭了市内学校、博物馆、图书馆、电影院等公共场所，取消了包括音乐会、体育比赛、教堂礼拜等在内的所有活动，有效地控制了疫情。

2009年4月，H1N1猪流感也在美国暴发。作为当代世界发达国家，美国的反应非常迅速。2009年4月15日，美国疾病控制与预防中心在加州10岁患儿送检样本中，发现一种新型甲型流感病毒。2009年4月17日，同样在加州，与上名患儿相距130英里外的另一名8岁患儿，再次发现同一病毒株。次日，美国就将该病例向世界卫生组织进行了报告。随着病例越来越多，4月23日美国向公众披露了这一疫情。4月25日，世界卫生组织宣布H1N1疫情成为国际公共卫生紧急事件。2009年4月26日，美国政府确定全国范围内存在公共卫生紧急情况，美国疾病控制与预防中心开始释放国家战略储备。然而流感疫情仍迅速蔓延，第一例样本发现后一个月左右，感染人数就突破1万人。美国政府通过疾病控制与预防中心释放25%的战略储备物资，为各州提供1100万剂抗病毒药物和个人防护设备，约3900万套呼吸保护设备（口罩和呼吸器）、手套和面罩等，但仍无法控制疫情扩散。美国疾病控制与预防中心估出相关数据：至2010年4月10日疫情基本结束时，国内共有6080万例感染，27.4万例住院治疗，12469例死亡[①]。

截至2010年8月，世界卫生组织宣布甲型H1N1流感大流行期结束。

流感不时袭来。根据美国疾病控制与预防中心估计：从2019年9月29日至2020年1月下旬，美国至少有1300万人感染流感，其中12万人住院接受治疗，死亡人数达到6600人。该中心表示，全国流感水平在最新报告中仍保持较高水平，但总体上略有下降。

接种疫苗为预防流感的主要手段。实验室检测显示，美国当季接种的流感疫苗株与乙型Victoria系的匹配率为58%，意味着疫苗的效果有限，其中儿童对乙型Victoria系的易感率较高。另据美国有线电视新闻网报道，美国当季接种的疫苗株与甲型H1N1流行株非常匹配，但与H3N2流行株的匹配率只有34%。[②]

---

① 《面对疫情的中国和美国》，搜狐网，2020年2月2日，http://www.sohu.com/a/370158310_162522。

② 《美国疾病控制与预防中心：美国流感已致1300万人感染，6600人死亡》，凤凰网，2020年1月20日，https://news.ifeng.com/c/7tOiJKAdDPo。

(二) 中东呼吸综合征的应对

作为中东呼吸综合征的发源国及疫情重灾区，沙特阿拉伯采取了多项措施。比如在世界卫生组织确认骆驼可将中东呼吸综合征冠状病毒传染给人之后，沙特隔离了已确诊患者拥有的骆驼。对于沙特来说，这不但有现代医学的根据，也能在先知的话语中找到依据。

为了应对该病，沙特还严格管制朝觐活动。2013 年 10 月 13 日，当年的朝觐季开始了，沙特政府呼吁年事已高以及患有慢性病的穆斯林避免参与朝觐活动，并对外国穆斯林的朝觐人数进行限制。

韩国与中东国家有着密切的经贸与人员往来。2015 年 5 月，中东呼吸综合征突然在韩国暴发。韩国在短短 2 个多月里确诊 186 例，死亡 38 例，1.7 万人隔离，前后持续 7 个月。中东呼吸综合征疫情也影响了韩国经济。

起初，韩国社会对中东呼吸综合征的传播特点很陌生，对其认知仍然停留在“动物传人”的阶段，未建议群众配戴口罩；已被隔离的患者亲属仍能自由出国。而且，初期政府认为病人收治信息仅限医院内部分享，不必向大众公布。但中东呼吸综合征传染主要在医院范围内，出入医院的病人、家属和医生都有感染风险。由于政府不公开医院名单，韩国民间只能自发搜集信息。这一时期，政府的一些公共卫生信息也不能对症下药，如号召民众“不吃骆驼肉、不骑骆驼”等。可事实上，虽然中东呼吸综合征病毒源自骆驼，但韩国并没有多少骆驼。

韩国政府之所以应对失误，除了受不可抗力的影响，也有人为操作的不当。韩国本身是个医疗资源优质的国家，医院数量充足，价格实惠。因为韩国医疗体系高度私有化，几乎所有卫生服务都由私营医院提供，私营机构有着 88％的床位、91％的专家和 93％的门诊服务。商家众多，各品牌竞争，使医疗整体费用不高，服务较好，民众就诊方便，甚至无需预约。如果对一家医院不满意，可自由选择转院，重新挑选服务。在市场经济中，品牌是各医院的筹码，如果收治中东呼吸综合征患者的医院被公布，民众将拒绝来这些医院看病，医院怕品牌受损影响业务，所以不愿公开身份。另一方面，政府也担心一旦公开医院名单，将有更多医院不予配合，出现拒收病人、瞒报数据的情况，疫情将更难控制。

同时，尽管医院充足，但韩国护士数量非常紧缺。为补充护士人力，韩国政府曾计划实施两年制护士培训，让更多人上岗，却引来获得护理专业证书的护士们的反对。因此很多基础护理工作不得不转移到患者家属身上。加上儒家社会本就重视家庭，患者就医往往全家出动去医院陪护，这就出现多起家庭聚集式传播。同时，医院人员进出自由、转院自由，也造成中东呼吸综合征在医院间不断传播。医院收治患者需要不断与上级确认，等待批示也可能拖延疫灾处理时间。

此外，可能还有政党制度等因素，不再展开赘述。

政府决策需建立在科学基础上，可充满未知因素的中东呼吸综合征在当时又尚无科学论证，没有实证的推论会引发社会恐慌。但实证具有滞后性，等病例出现、传染发生后，为时已晚，处置政策确实不易把握。

疫情结束后，韩国政府开始采取多项措施，改革公共卫生管理。比如，针对中东呼吸综合征信息不透明问题，韩国颁布了公共卫生信息公开法规。政府改进宣传方式，并公布收治寨卡、肺结核病人医院名单。改革收到了良好效果，帮助韩国在未来的突发疫情中掌握主动。2018 年 9 月 8 日，韩国再次出现一例中东呼吸综合征病患，政府反应迅速，第二天内阁总理就召开紧急会议，各部门先发制人式控制病毒扩散，一个月内就结束了疫情，没有新增病例。

韩国政府从中东呼吸综合征发生、应急管理到灾后重建经历的疫灾治理理念、措施变化发展过程，也为其他国家疫灾应急防控提供了有益参考。

（三）西非埃博拉病毒疫情的应对

开始于 2014 年 2 月的埃博拉病毒疫情在感染人数、死亡人数、影响范围和蔓延速度等方面均为历史上最为严重的一次。

2014 年 2 月，埃博拉病毒第一次暴发于几内亚境内。随后波及利比里亚、塞拉利昂、尼日利亚、塞内加尔、美国、西班牙、马里七国，并首次超出边远的丛林村庄，蔓延至人口密集的大城市。此次疫情对西非经济发展的多个方面都造成了巨大创伤。西非地区铁矿和金矿丰富，为防止扩散，除几条重要的边境通道外，其他通道都已被政府关闭，矿产资源的贸易往来大幅减少。直至 2016 年 1 月 14 日，世界卫生组织才宣布非洲西部埃博拉疫情结束。

2018 年埃博拉疫情再次卷土重来，此次疫情在非洲中部刚果（金）暴发。与前几次疫情不同的是，2018 年 5 月 8 日，刚果（金）出现新一轮埃博拉疫情，7 月 24 日世界卫生组织宣布，刚果（金）暴发的埃博拉疫情正式结束。而在 8 月 5 日，刚果（金）再次暴发埃博拉出血热疫情，二次暴发的疫情感染情况更加严重，截至 12 月 27 日，短短 5 个月已经有 350 人死亡。

而最可怕的是刚果（金）埃博拉疫情暴发 10 个月“无停止迹象”，截至 2019 年 6 月 12 日，刚果（金）已有近 1400 人死亡。类似情况以前仅出现过一次，就是 2014 年在西非暴发埃博拉时，当时造成 11310 人死亡。

2020 年 1 月 30 日，国家卫健委专家组成员蒋荣猛在接受央视专访时表示，目前来看埃博拉病毒的病死率是最高的，达到 90%，但也是在特定情况下的，比如在非洲医疗资源、医务人员缺乏，公共卫生体系很脆弱，病死率就高，但到了美国、欧洲地区，总病死率为 20%—25%。

另据美国《国家地理》网站消息，与 2014 年那次大暴发不同的是，这次刚果（金）的埃博拉病毒感染者主要是以儿童为主，而且很多患者还没有送到埃博拉治疗中心接受治疗就已死亡。虽然在当地的埃博拉治疗中心有不少来自发达国家的医疗志愿者团队，但如果患者不前来接受治疗，公共卫生的专家们就无法弄清楚感染的路径，也无法制定准确的防控方案。

此外，当地动荡的局势也成为这次埃博拉疫情难以有效控制的原因。据了解，在刚果（金）国内至少有 250 个部族存在。这些部族之间经常因为争夺自然资源而暴发冲突。刚果（金）2019 年有近 200 家医疗设施遭到袭击，迫使医务人员暂停或推迟疫苗接种和治疗。

三、构建全球疫灾防控体系

传染病防控耗资巨大且不稳定，持续做好传染病监控，充实医学准备和物资供应非常困难。当疾病暴发时，各国会投入大量资源；当传染病结束后，资源又变得相当匮乏。同时，流行病毒肆虐时，新型动物流感病毒可跨种属传播。因此，构建全球突发急性传染病的预警、监测和实验研究体系，对帮助相关国家对抗疫灾、维护社会稳定和全球经济发展起着重大作用。

（一）完善全球卫生治理机制的紧迫性

在人类历史中，各种传染病一度成为阻碍人类发展和进步的主要原因，使得人类的健康和生命受到了极大的威胁。随着人们生活条件的改善，人们饮食等生活方式和行为习惯的改变，使传染病对人类的健康产生巨大威胁，尽管在免疫制剂和抗生素的作用下，传染病的死亡率和发病率得到了控制，但就近些年传染病调查情况来看，全球传染病的发病率有逐渐回升、甚至不断攀升的趋势。各种传染病暴发和流行事件频频发生，给人类疫灾防控工作带来极大困扰，这就要求人类社会加快构建全球疫灾防控体系。

一是气候等环境变化使得病原体不断出现。科技给人们生活带来改变的同时，也使环境受到了严重影响。同时，一些致病性和传染性较强的新病原体也随之出现，其中一部分疾病直接造成了人类恐慌和灾难，例如，温室效应日渐加剧致使昆虫超常繁殖，导致革登热和疟疾频发；人们为了生活不断开垦荒地、乱砍乱伐，使得出血热不断扩散。另一方面，一部分传统传染病流行因素也随之发生了变化，在人员流动范围较大和流动加速的情况下，人类的各种行为助长了传染病的快速传播。

二是抗菌药物的滥用导致流感以及结核等病原体变异，对抗菌药物产生了抗药性。例如，20 世纪 70 年代以来，结核病再次肆虐；1993 年世界卫生组织正式宣布“全球进入到了结核病的紧急状态中”；截至目前为止，有数据显示，全球超过 1/3 的人群感染结核分歧杆菌；由于结核病病原体基因变异，使病原体毒力、抗原性等都出现了较大变化，进而引发传染病大流行，如 2009 年甲型 H1N1 在全球范围内流行等。

三是疫灾治理需要进行双边和多边合作。一方面，除国家内部采取及时有效的措施抵御流行疾病外，各相关国家通过召开国际会议等形式进行双边和多边合作，共同商讨传染病的控制问题也非常重要。随着全球化的发展，频繁的人口流动，使得携带病菌的病人从一个国家到达另一个国家，所需要的时间往往比传染病的潜伏期还要短。此外，目前人类食品可能来自其他国家，这些食品在种植、采摘、加工、包装、运输、储存和销售等各个环节如果出现污染，都可能导致传染病传播。疯牛病和口蹄疫就是非常著名的例子。另一方面，目前人类传统传染病还没有根除，非典型肺炎、H7N9、手足口病、新冠肺炎等新发传染病已对人类的健康造成了威胁。传染病对人类的这些威胁，加强了国际社会的共同利益与共同意识，使积极开展双边和多边合作、建立新的国际合作机制、大力开展多维治理结构、确立更好的全球卫生治理机制成为各国开展国际卫生合作的共识。

（二）充分发挥各类组织在构建全球疫灾防控体系中的积极作用

各类组织在构建全球疫灾防控体系中具有重要作用，充分发挥这些组织的积极作用，对构建全球疫灾防控体系意义重大。

一方面，要充分发挥世界卫生组织在构建全球疫灾防控体系中的主导作用。世界卫生组织通过全球预警系统和反应网络，能够迅速、准确地掌握和发布危害人类健康的传染病信息，从而及时提醒各国政府采取一些必要防范措施。因此，必须认识世界卫生组织的重大作用，充分发挥其在构建全球疫灾防控体系中的主导作用。一是充分发挥世界卫生组织制定、实施、评价防治和消灭传染病计划的能力。以天花来说，这种疫病在历史上是最令人生畏的传染病之一。在20世纪初期几乎每一个国家都经受过天花的肆虐。直到1967年，仍然有大约1000万—1500万人患有天花，其中大约有200万天花病人不治身亡，另有数百万病人因天花而残疾。1967年1月1日，世界卫生组织制订了消除天花计划。世界卫生组织在消灭天花项目中较好地实现了统一领导和项目灵活性相结合，整个项目具有统一的标准，并由国际医疗队进行独立评审和鉴定，但是具体负责执行项目的行政管理体系则根据各国的具体情况有所不同。到 1977 年，世界卫生组织宣布，天花已经被消灭。受此鼓舞，世界卫生组织先后又开展了消灭小儿麻痹症、疟疾等疫病消除计划。二是充分发挥世界卫生组织推荐医疗保健政策的能力。世界卫生组织在 2005 年发表题为《搬掉健康发展的障碍》的长篇报告，指出由细菌和病毒引起的传染性疾病依然是导致人们死亡的一个重要因素，呼吁各国政府、决策者们和私营部门要不失时机地采取行动对付传染性疾病。比如，世界各国合作的对艾滋病的研究与防治成效就有目共睹。三是充分发挥世界卫生组织直接调查与干预的能力。在第 56 届世界卫生大会上，世界卫生组织在应对全球公共卫生危机方面获得了更大权力——即使成员国拒绝承认本国有传染疫情的情况，世界卫生组织也可派专家组进行独立调查，并对成员国应对措施的有效性进行评估。这一政策变化意味着，未经成员国邀请，世界卫生组织便可派人展开实地调查，且世界卫生组织无需再等到其成员国提交健康威胁报告就可进行干预，制定应对措施。

另一方面，要进一步发挥其他组织在构建全球疫灾防控体系中的作用。除世界卫生组织之外，联合国艾滋病规划署、世界贸易组织、世界银行、联合国开发计划署、联合国教科文组织等国际组织在传染病防治中同居重要地位，它们与世界卫生组织一起，共同主导某种传染病的防治工作，或协助、配合世界卫生组织，或与其成员制定相关协议，监控疫情的蔓延。如联合国艾滋病规划署在艾滋病防治中与世界卫生组织一起制定指导方针、提供数据、标准以及技术援助。联合国艾滋病规划署广泛地支持开展各项预防 HIV 传播的活动，有效地利用联合国系统的资源，降低个人和社区（及特殊人群）对艾滋病的脆弱性和易感性，减轻了艾滋病流行所造成的影响。此外，随着传染病在全球的流行，一些国家的非政府组织积极参与国际上与传染病斗争相关的重大决策，如盖茨和梅琳达基金会目前已成为全球最大的慈善基金会，总额高达240亿美元，资助的方向是改善全球健康状况，研究艾滋病、疟疾、肺结核、癌症等疾病的治疗途径。尤其是向非洲、亚洲等发展中国家大力捐资。2002年7月，盖茨和梅琳达基金会就曾为印度的艾滋病预防捐助一亿美元。

（三）积极发挥《国际卫生条例》在防治传染病全球化中的重要作用

传染病全球化给世界各国带来了恐慌与灾难，但也改变了国际法运用于传染病控制的政治社会条件，成为国际法在国际公共卫生领域扮演关键角色的契机。全球化时代，各国日益求助于创新的和多样的国际公共卫生合作机制来获得对公共卫生和相关危险因素全球化的力量的控制。国际法作为一种全球卫生合作的机制，正受到前所未有的关注，因为它提供了各国共同应对传染病的一致行动的协调基础。这有利于增进传染病控制的双边与多边合作，增强各国行为的可预测性与相互信任程度，从而最大限度地防范疾病与危险因素的跨境传播。2005年世界卫生大会修订了唯一有关传染病控制的国际条约《国际卫生条例》，新修订的《国际卫生条例》对各国在参与国际卫生合作时应承担的义务与享有的权益与资源配置，尤其是传染病学信息与技术的沟通与共享方面给出了明确的规范，使其适应当今传染病日益成为全球性问题的新形势。修订后的《国际卫生条例》势必将发挥更重要的作用。

第四章　新中国疫灾治理

党的十九大报告指出："鸦片战争后，中国陷入内忧外患的黑暗境地，中国人民经历了战乱频仍、山河破碎、民不聊生的深重苦难。"鸦片战争以后，中国进入半殖民地半封建社会，中国人民除了遭受反动统治阶级政治、经济、文化等方面的重重压迫之外，还时常面对重大疫灾等。这些疫灾对于灾难深重的中国人民来说，无疑是雪上加霜。新中国成立后，我国虽然也发生过几次大规模的疫灾，而且每一次疫灾都对全国经济建设和社会生活造成了严重冲击，但在党中央坚强领导下，中国人民充分发挥出社会主义制度优势，不断加强国家疫灾治理能力建设，先后战胜了这些严重疫情，体现了社会主义制度的巨大优越性。改革开放以来，我国先后遭遇非典型性肺炎和新型冠状病毒肺炎等重大疫情。在严重疫灾面前，党中央带领全国人民，同心同德，共克时艰，充分发挥中国特色社会主义制度显著优势，以强大的国家疫灾治理能力妥善应对疫情，在中华民族伟大复兴壮丽画卷上留下了浓墨重彩的一笔。

一、新中国成立后的疫灾国家治理

一唱雄鸡天下白。新中国成立后，我国先后发生过几次大规模的疫灾，这些疫灾对新中国的经济建设和社会生活造成了严重冲击。在中国共产党的领导下，我国人民依托社会主义制度优势，不断加强国家疫灾治理能力建设，先后战胜了这些严重疫情，有力地保障了人民的健康权益。

（一）扑灭察北鼠疫

新中国刚成立不久，察北专区[①]就大规模暴发了鼠疫流行，造成了重大人员伤亡。察北专区鼠疫开始于1949年7月中旬，最开始是在草地前音口村暴发，3人因患腺鼠疫死亡。由于当地牧民卫生常识不强，并未引起注意，随后传到了察北专区康保境内察汉崩崩村。1949年10月初，腺鼠疫转为肺鼠疫，染病者最快1天、最慢3—5天就会死亡。随着疫情进一步流行，死亡人数愈加增多，有时1天就会造成6人死亡，到10月19日，察汉崩崩村共有36人因鼠疫死亡。鼠疫发生后，察汉崩崩村居民因恐慌四散逃亡，导致疫情向各地扩散。10月20日前后，沈万清营子6人死亡，李占地村3人死亡，北沙城子7人死亡，南景沟1人死亡。宝源、多伦也发生了疫情，时间不长，疫情传遍宝源县境内，继续向张北等地扩散。10月25日，鼠疫再由张北扩散至张垣附近；11月初，传到绥远省的集宁。仅半个多月，鼠疫从察北专区察哈尔盟前音口村发现后，蔓延至察汉崩崩村、康保直至张家口东南的姬家房村附近，波及10个村子，蔓延300余里，69人染病，66人死亡，对人民的生命造成了极大威胁。从1949年11月5日开始，疫区不再有新的鼠疫患者出现。11月11日，中央人民政府政务院召开第五次政务会议，董必武作了关于防疫工作的报告，证实一周来疫情已不再蔓延。11月15日，经过缜密研究，中央防疫委员会呈请中央人民政府政务院批准，决定自11月16日起开放京绥路大同、南口段铁路交通，撤除察南的部

---

① 察北专区设于1949年，专署驻张北县。辖张北、康保、宝源（原宝昌、沽源合并）、多伦、崇礼（驻太平庄）、尚义、商都、化德等8县。1950年撤销宝源县，复设宝昌、沽源2县。将宝昌、化德、多伦3县划归内蒙古自治区。察北专区辖6县。1952年察北专区划归河北省。

分封锁线。随后，察绥和各地间物资交流均恢复畅通。12 月初以后，察北专区鼠疫彻底绝迹，封锁解除，鼠疫防控工作胜利结束。

面对鼠疫的发生，党和政府没有惊慌失措，而是迅速摸清情况，认清形势。疫情出现后，察哈尔省党、政、军各相关部门多次召开有关会议，讨论如何应对及防治疫情。中共中央和政务院也及时于 10 月 27 日、28 日与事发地点联络、多次召开会议，并广泛听取了卫生部、察北专区卫生部门关于疫情的汇报，分析研究了疫情的发展趋势，迅速掌握了事件的基本情况。在掌握了疫情的基本情况后，中共中央、政务院和察哈尔省党、政领导等仔细分析了事件性质，认真评估事件可能造成的后果，并迅速成立了防疫委员会，统一组织领导防疫工作，为随后一系列防疫工作的组织决策打下坚实基础。接下来，党和政府充分运用政治智慧，采取果断措施，作出一系列正确的科学决策，如严密封锁交通，防止鼠疫蔓延；抽调医疗、防疫人员与药品加强疫区的防治力量；责成卫生部赶制宣传品，动员各地报纸、广播电台、电影，并组织各种宣传队，广泛展开宣传；同时组织防疫领导机构，建立经常办公制度以及广泛发动群众清洁卫生、捕鼠灭蚤等等，为夺取鼠疫防控斗争的胜利指明了方向。

这次鼠疫的流行和蔓延尽管没有像建国前的疫病流行那样造成数万人伤亡，但因为是在新中国成立不久发生，是新中国面临的一次重大突发性事件，所以对党和政府的领导水平和执政能力是一次严峻的考验。总体来说，党和政府在这次事件的处理上是有成效的，围绕鼠疫防控而建立的突发事件应对机制也比较合理。作为成功抗疫的版本，察北专区鼠疫的成功防控也为后来我国应对其他突发事件提供了参考。防控过程中的卫生防疫宣传、实行以预防为主的方针、加强鼠疫预防注射、提高免疫率，尤其是察北专区防疫过程中所实施的快速有效的疫区处理、交通封锁与隔离等成功经验，此后被卫生部及各地卫生防疫部门广泛采用。1955年，内蒙古在45处鼠疫疫区的处理上基本参照察北专区对疫区处理的程序进行，迅速扑灭了疫情。2003年“非典”流行期间，党和政府果断实行政治总动员和综合防治措施等遏制了疫情蔓延，与建国初期察北专区的鼠疫防控也有诸多相似之处。可以说，察北专区抗鼠疫的成功经验为后来新中国的卫生防疫事业和社会进步事业打下了牢固的基础。

（二）血吸虫病

血吸虫病是人畜共患的一种寄生虫病，是严重危害民众身心健康、阻碍社会经济发展的重大疾病。血吸虫在人体内产卵，随粪便排出，在水中孵化为毛蚴侵入钉螺体内，发育繁殖为尾蚴，再进入水中，人只要接触到有尾蚴的水就会被侵入体内导致发病。血吸虫病在我国早有流行，晋隋以来的医学史料中都有过相关记载。19世纪70年代，湖南长沙马王堆和湖北江陵凤凰山曾先后出土一男一女两具古尸，尸体中均被查出血吸虫卵，证明血吸虫病至少在2100年前就开始在我国长江中下游流行了。新中国成立前，曾有专家学者对血吸虫病的流行情况作过一些调查，但没有引起国民党政府的注意，也没有采取防治措施。1949年，大批解放军在渡江作战和水上练兵中感染血吸虫病，引起有关部门的注意，开始展开防治工作。初步调查发现，长江中下游各省流行极为严重，遍及南方12个省市，患病人数达1000多万，受感染威胁的人口超过1亿，严重危害人民身体健康。儿童得病影响发育，甚至成为侏儒。妇女得病多不生育。青壮年感染此病影响劳动，到了晚期，腹大如鼓，会丧失劳动能力直至死亡。病区人烟稀少，生产力下降，田园荒芜，出现了许多“寡妇村”、无人村。人民群众对血吸虫病恨之入骨，管它叫“血瘟神”。

新中国成立后，党中央高度关心血吸虫病的防治工作，毛泽东主席发出了“一定要消灭血吸虫病”的伟大号召。党中央成立了九人血防小组，专门指挥血吸虫病的防治工作。毛泽东主席指出：“许多危害人民最严重的疾病，例如血吸虫等等，过去人们认为没有办法对付的，现在有办法对付了。”在中国共产党的领导下，江西省余江县和全国人民一道，积极开展血防工作，发挥集体力量，苦战两个春秋，兴建了一千多处水利工程，纵横500余里，结合水利建设工程灭螺治虫，卫生部门也加强了调查研究和防治措施，做了许多工作，到1958年，余江县终于消灭了血吸虫病，创造了医学史上的奇迹。

1958年6月30日，《人民日报》以《第一面红旗——记江西余江县根本消灭血吸虫病的经过》为题，报道了当地消灭血吸虫病的消息。毛泽东主席看到这一消息，激动不已，欣然提笔写下了豪迈诗篇《七律二首·送瘟神》。

（三）控制流感

流感大流行通常给人类健康和社会经济带来沉重打击。从古希腊时期至今，人类历史上发生过十几次流感大流行。新中国成立后，有明确证据的流感大流行出现过4次，累计数亿人感染，数千万人死亡。这4次流感大流行均波及中国多个地区，对我国人民的生活造成巨大影响。

1. 1957年“亚洲流感”

新中国成立后，我国基于苏联的“防疫站”模式建立了传染病防控部门，于1952年开始流感监测并在两年后建立了流感实验室。1957年2月，我国贵州省出现流感暴发，病源来自野鸭，与人类病毒结合，变种为H2N2（称为甲2型），3月传播到内地其他省份，4

月在香港流行，短时间内导致超过25万人患病，以后经东南亚和日本传播到全世界，被称为“亚洲流感”。城市市民成了主要受害者。世界卫生组织称，全球共有200万人死于这场流感。

在物质匮乏、缺医少药的年代，如此大规模的流感疫情无法得到有效应对，为了引起公众重视，中国卫生部门几乎每天都在报纸和广播里介绍流感常识和应对办法。在很多省份，人流密集的电影院和剧场关门歇业，公众被告知尽量不要去人多的公共场合以及要做好卫生预防工作。个别学校出现了学生集体患病导致停课的情况。1957年底，第2波疫情在北方部分省份蔓延，农村地区尤其严重。接下来的3年，随着人体内H2N2病毒特异性抗体水平逐渐提高，也由于病毒本身毒力减弱，人体对此流感病毒的感染率逐渐降低。亚洲流感一直持续到1958年才最终结束。

这次流感大流行是新中国成立以来出现的最严重的流感疫情。我国政府在这一年建立了国家流感中心，并印制《流行性感冒手册》发放到各地用于指导流感防控工作。

2. 1968年“香港流感”

1968年7月，中国香港地区暴发流感疫情，约15%的当地居民被感染，8—9月逐步传入新加坡、泰国、日本、印度和澳大利亚，同年底到达北美洲地区。这次大流行被称为“香港流感”，其强度与1957年“亚洲流感”相当，导致全球100万—400万人死亡。我国大陆地区出现了2波疫情，1968年7—9月从南方开始向全国扩散，1970年6—12月间的夏季南方流行和冬季北方流行。由于时处“文化大革命”期间，我国的流感数据非常有限。从国家流感中心收集到的来自广东、四川、上海、北京、哈尔滨和青岛市流感监测点的报告来看，1968年的流感活动最为强烈，表明我国大部分地区都受到影响。

1957年和1968年的两次流感大流行中，流感疫苗和抗病毒药物在我国均不可及，故而我国主要采取隔离传染源、加强卫生宣教、使用中医药预防和治疗，以期达到减少发病和死亡的目的。

3. 1977年“俄罗斯流感”

“俄罗斯流感”又叫“红色流感”。之所以叫“俄罗斯流感”是因为这次流感于1977年11月最先在苏联远东地区暴发。“俄罗斯流感”暴发后，迅速蔓延至苏联全境乃至欧洲、亚洲、美洲及大洋洲地区，影响深重。此次疫情虽然被命名为“俄罗斯流感”，但研究人员发现，早在1977年5月下旬，我国的天津市、辽宁省、吉林省等地区就已经出现了同一亚型的流感疫情。随后，流感病毒由北向南，传播到多个城市。据国家流感中心收集的1968－1992年的监测报告显示，1977年我国流感活动的强度仅次于1968年，比其他年份都高。

4. 2009年甲型H1N1流感

2009年4月25日，世界卫生组织宣布在墨西哥和美国暴发的甲型H1N1流感疫情是“具有国际影响的公共卫生紧急事态”。我国政府在第一时间成立了由原卫生部牵头、33个部门参与的应对甲流联防联控工作机制，开展了一系列有效的疫情控制措施。在疫情的溯源阶段，加强疫情监控，加强国境检疫，基于“围堵”策略对患者集中隔离和救治，密切接触者隔离观察，同时加强疫苗的研发和使用，降低新增感染人数和疫情波及地区；后期则对重点人群实行居家隔离治疗，调整疫情通报制度，恢复正常的社会生产活动。从6月开始启动并迅速完成了疫苗研发，于当年年底前以“知情同意、自愿、免费”的原则完成了近5000万例的甲流疫苗接种。

同时，从疫情初期开始，我国卫生部门及时向世界卫生组织和有关国家及地区通报中国甲流疫情，在国内也通过媒体在第一时间准确地发布国内外最新疫情信息。这不仅满足了公众的知情权，也有助于防范社会恐慌并促进个人防护。有效的防控措施最终使我国成功地遏制了甲流疫情在国内的大规模暴发。该次甲流大流行在世界范围内造成了数十万人的死亡，我国因成功的预防应对和医疗救治有效降低了患病率和病死率，但仍有3万多例的超额死亡。

（四）流行性脑膜炎

新中国成立后，曾暴发四次全国性的“流脑”流行，其中1966—1967年的“流脑”疫情最为严重。红卫兵“大串连”导致全国人口大规模无序流动，“打倒”社会单位结构导致防疫体系被破坏，以及其带来的衣、食、住、行问题，是这次“流脑”疫情暴发的直接诱因。为抑制疫情，中央及地方党政机构紧急叫停红卫兵“大串连”并组织领导机构积极开展防治工作，于1968年逐步控制了疫情。此次疫情传播证实传染性疾病的暴发与社会政治及科学研究密不可分，所以，为有效防止传染病的侵袭，保障人民群众的生命健康，必须保持社会政局稳定，推动科学进步，加强科学研究。

（五）20世纪70年代乙型肝炎

20世纪70年代初，乙型肝炎（以下简称乙肝）开始在我国出现，并逐渐蔓延。短短二十多年间，我国乙肝病毒携带者约净增8000万人，其主要原因，来自于当时我国医疗体系的不规范。20世纪70年代到90年代我国普遍存在共用注射针头的现象，经常会有一个村或者一个学校只用一个针头，甚至针头从不消毒的情况。献血、输血、卖血的过程中交叉感染以及母婴传播等，使我国在这20年间产生了几千万乙肝病毒携带者和乙肝患者。而这20年又是我国的婴儿潮时期，新增了3亿人口，因此诞生的乙肝新生儿至少有3000万之多。

我国乙肝疫苗的研制从未中断，但苦于没有掌握核心技术，始终无法生产。直到1989年，美国默克公司以700万美元的价格，将世界领先的重组乙肝疫苗生产技术转让，我国才终于能够大规模生产乙肝疫苗。1992年，卫生部将乙肝疫苗纳入儿童计划免疫管理，为所有新生儿接种。乙肝疫苗的推广，使我国新生儿乙肝病毒感染率大幅下降。从2002年开始，我国对所有新生儿免费接种乙肝疫苗。乙肝疫苗的母婴阻断率达到95%以上。

（六）1988年甲型肝炎

1988年初，上海甲型肝炎大暴发震惊全国。在短短3个月内，感染了近30万人，恐慌的情绪席卷了整个上海，令人惶惶不安。上海这次甲型肝炎流行并非是由于甲肝病毒变异所致，上海居民习惯生食已被甲肝病毒污染的毛蚶是造成流行的主要因素。面对这样的疫情，上海并没有乱成一锅粥，因为政府的反应奇快。疫情发生后没几天，上海市政府就在全市禁止毛蚶售卖，禁食毛蚶，并收缴销毁了一大批毛蚶。这就从根源上杜绝了甲肝的再次暴发。随后，上海市政府展开了360度全方位无死角的卫生宣传。上海本地电视台和广播连续十几个小时滚动播出科普新闻；各大报刊刊登专版大力宣传科普知识，告诉群众甲肝是怎么回事，有哪些症状，要如何防范，如何洗手，如何消毒，发现甲肝症状一定要上报登记、集中进行隔离等；街道居委会挨家挨户发宣传单，顺便排查居民有没有甲肝症状。当时上海所有医院（包括妇产医院）共有5.5万张病床，即使全腾出来，也没办法集中安置这么多甲肝病人。1988年1月24日，上海市政府召开由各区县长、各区县卫生局长、防疫站长、市政府各委办局负责人参加的紧急会议。会议要求大家统一认识，克服困难，千方百计想尽一切办法增加收治点，尽一切可能多收治病人。当时正好是寒假，学校的教室就被用作隔离的病房。此外，许多企业都开辟了厂房、库房等来安置甲肝病人。一些小旅馆也空出客房接收病人。多种有效措施叠加，让当年上海的甲肝病情在短期内得到了有效控制。据资料显示，到3月上旬，全市新发病例数明显下降。

这次疫情也让上海人的卫生意识得到了全方面的加强，不仅养成了“饭前便后勤洗手”的习惯，饭店里面使用公筷的作法也在那时得到推广。更重要的是，正是得益于这次危机的暴发，“训练”了上海应对疫情的能力。

（七）手足口病

手足口病是危害儿童，特别是婴幼儿健康的一个重要传染病，主要由EV－A71、CV－A16或其他肠道病毒感染导致。多数情况下该病可自愈，表现为手、足、口或臀部出现疹子，口腔出现溃疡或水泡。但有些病例可出现严重的并发症，包括神经系统病变和循环系统障碍，更严重者可危及生命。中国已有针对EV－A71感染的疫苗，但该疫苗并不能有效地交叉预防非EV－A71病毒的其他肠道病毒的感染，因此已经感染的患者仍然可能感染其他种类的肠道病毒。另外，感染病毒后产生的抗体并不能持续终身，因此有些患者会出现复发性感染。

我国自1981年在上海发现该病，以后多个省（市）地区每年均有发病报道。来自29个省份的数据表明，2008－2015年间共计有12,256,102人次手足口病例上报至国家疾病预防和控制中心。复发性手足口病一年中有两个高峰，分别是春末夏初（4－6月）和秋季（9－10月）。2008年，手足口病已被列入法定的传染病，列入网络直报制度，有关部门强调不能误报，不能漏报，更不能瞒报。

此外，2003年我国遭遇了非典型性肺炎的严重冲击；2019年末，新冠肺炎疫情又突然来袭。在前所未有的严重疫情面前，党中央带领全国人民，同心同德，共克时艰，充分发挥出中国特色社会主义制度优势，以强大的国家疫灾治理能力妥善应对重大疫情，在中华民族伟大复兴壮丽画卷上留下了浓墨重彩的一笔。回顾和还原抗击两次重大疫情的历史细节，对于我们深入了解新中国疫灾治理历史，全面把握中国特色社会主义疫灾治理制度优势，坚定道路自信、理论自信、制度自信和文化自信，具有重大理论和实践意义。

二、非典型性肺炎的考验

非典型性肺炎，又称严重急性呼吸综合征，是一种因感染非典型性肺炎相关冠状病毒而导致的急性呼吸系统疾病，简称“非典”。非典型性肺炎主要临床表现为发热、干咳、呼吸困难，严重者出现呼吸系统衰竭甚至死亡。极强的传染性与病情的快速进展是此病的主要特点。非典型性肺炎的病理过程十分复杂，完全不同于普通的间质性肺炎。从病理学上看，非典型性肺炎是一种多器官损害的疾病，病人的呼吸系统、淋巴造血系统、心血管系统、神经系统、消化系统、泌尿生殖系统等多器官都会受到损伤。

2002 年末至 2003 年初，急性传染性非典型性肺炎开始在我国广东地区流行，由于传染性强，加之公众当时还不了解此病及其致病根源，没有针对此病的有效药物，导致疫情很快在国内其他省份蔓延，并迅速波及我国港澳台地区和世界其他国家及地区，直至 2003 年中期疫情才被逐渐控制。

最初，在深圳打工的广东河源人黄某感觉身体不舒服，到附近诊所看病，医生认为问题不大。2002 年 12 月 8 日，因治疗效果不佳，黄某去医院打针。因为一直没好，13 日黄某回到河源市治疗。

16 日晚被送到河源市人民医院，第二天因病情加重被送至广州军区总医院。

黄某是我国首例报告非典型性肺炎患者。从 2003 年 1 月 12 日起，个别外地危重病人开始转送到广州地区部分大型医院治疗。2 月 10 日，我国政府将该病情况通知了世界卫生组织。截至 2 月 10 日下午 3 时，广东省共发现患者 305 例，其中有不少是医护人员，死亡 5 例。2 月 12 日，中国疾病预防控制中心负责人在接受记者采访时预测，全国近期内不会发生大范围呼吸道传染病的流行，但局部地区可能会出现小范围呼吸道传染病的流行。2 月 26 日，越南首都河内出现非典型性肺炎病例。3 月 6 日，北京接报第一例输入性非典型性肺炎病例。3 月 11 日，香港医护人员发现类似不明呼吸道疾病。

2003 年 3 月 12 日，世界卫生组织发出全球警告，建议隔离治疗疑似病例。从 3 月 15 日开始，非典型性肺炎从东南亚传播到澳大利亚、欧洲和北美。印尼、菲律宾、新加坡、泰国、越南、美国、加拿大等国家都陆续出现了多起非典型肺炎案例。3 月 15 日，世界卫生组织呼吁世界各国应小心避免传染，包括对全球的旅游者、专业医疗人员与卫生当局提出少见的紧急旅游劝告与建议。

2003 年 3 月 17 日，一个包含 11 个权威实验室的国际性工作网络成立，目的在于找出非典型性肺炎病源并制定相关的医疗措施。3 月 21 日，我国军事医学科学院成功分离出非典型性肺炎冠状病毒。

2003 年 3 月 23 日，山西省出现第一例非典型性肺炎病人，不久多处出现病例。3 月 31 日，香港政府淘大花园的一幢公寓超过 100 人感染非典被隔离。4 月 12 日，世界卫生组织将北京列为疫区。4 月 15 日，世界卫生组织将新加坡、中国台湾地区、加拿大多伦多、越南河内及疫情始暴发地区的中国广东省、山西省及中国香港特别行政区列为疫区。4月20日，北京非典型性肺炎确诊病例从前一天的37例猛增至339例。疫情更加严峻，每天的确诊数目都在增加，死亡病例也越来越多。从4月21日至4月底，北京最高一天新增病例达150多人，成为疫情的重灾区。

据灾后统计，截至2003年5月18日，全国累计确诊非典型性肺炎病例4698例，其中2434例在北京，超过确认人数的一半。从2003年7、8月开始，每天几乎都无新增临床诊断病历和疑似病历报告。8月17日，最后一批“非典”患者在北京治愈出院，自此已无在医院治疗“非典”的病人。9月2日，非典型性肺炎疫情被完全控制和消灭。全球累计病例共8422例，涉及32个国家和地区，共造成919人死亡，病死率近11%。其中中国内地累计病例5327例，死亡349人；中国香港地区1755例，死亡300人；中国台湾地区665例，死亡180人。

“非典”疫情是一次影响非常严重的全球性传染病疫潮。突如其来的“非典”肆虐，对中华民族而言也是一次严峻考验。在“非典”病毒威胁人民群众生命健康的危机时刻，党中央、国务院高度重视，采取了一系列有效得当的措施，沉着应对。中央财政设立了20亿元“非典”防治基金，各地财政部门也大力调整支出结构，多管齐下，全力保障“非典”防治资金需要。七天七夜抢建小汤山医院，创造世界奇迹，收治了全国七分之一的“非典”病人，成为抵抗疫情的一大转折。3月31日，我国推出《非典型肺炎防治技术方案》，并于当天在互联网上公布。我国医学部门与世界卫生组织和有关国家保持着密切良好的合作，开展技术交流，加强科技攻关。取得了令人满意的效果。4月2日，中国政府承诺与世界卫生组织全面合作，向世界卫生组织通报了所有案例。4月3日，世界卫生组织的专家到达广东，视察病情并与当地专家讨论疫情发展情况。4月12日，广州市非典型肺炎流行病学病原学及临床诊治课题组分离出 2 株新型冠状病毒，显示冠状病毒的一个变种可能是导致此次非典型肺炎的主要病因。4 月 24 日，国务院成立防治“非典”指挥部，为加强“非典”防治工作提供了重要组织保证。用于预防非典型肺炎的重组人干扰素α-2b喷雾剂获得国家食品药品监督管理局批准进入临床实[illegible]阶段。此药可用于一线医务人员等高危人群。5 月 9 日，国务院发[illegible]了《突发公共卫生事件应急条例》，将“非典”列入法定传染病，依照传染病防治法进行管理。5 月 12 日，卫生部制定了《传染性非[illegible]型肺炎防治管理办法》，完善了疫情信息报告制度和预防控制措施，把防治工作纳入法制化轨道。

面对“非典”在一些地区的迅速蔓延，党和政府迅速部署各部门做好隔离防范工作。卫生防疫部门认真履行法律赋予的监督管理职责，大力宣传防治知识，对战胜病毒起到了决定性的作用。交通运输部门严密把关，铁路、交通、民航等部门均制定“非典”应急处理预案，迅速切断“非典”传播途径，不让一个“非典”病人通过交通工具传播给下一人。各地大、中小学校，幼儿园等人群密集的地区也成为“防非”的重点区域。各大定点救治医院坚持中西医结合，提高治疗水平，使疫情得到有效控制。

抗击非典型性肺炎是一场没有硝烟的战争，“非典”疫情严重威胁了公众的身体健康和社会发展，对我国改革开放事业造成重大影响。面对严重疫情，党中央、国务院果断采取了一系列重大决策和部署，全国人民万众一心，众志成城，同这一突发性重大灾害进行了英勇、顽强的斗争，谱写了一曲又一曲感人肺腑、催人奋进的赞歌，终于取得了抗击“非典”战役的伟大胜利。

三、新型冠状病毒肺炎的考验

习近平总书记在党的十九大报告中指出：“经过长期努力，中国特色社会主义进入了新时代，这是我国发展新的历史方位。”中国特色社会主义进入新时代，中华民族迎来了从站起来、富起来到强起来的伟大飞跃。就在中国人民以无比昂扬的信心向着中华民族伟大复兴伟大征程胜利迈进时，又一场重大疫灾突如其来。全党全国各族人民紧密团结在以习近平同志为核心的党中央周围，沉着应对，化危为机，有效地抵御了这场重大疫灾的严重冲击，使中国特色社会主义伟大事业又一次经受了严峻考验。

这次疫灾是由新型冠状病毒引起的。

新型冠状病毒肺炎，是指因2019新型冠状病毒感染而导致的肺炎，简称“新冠肺炎”。新冠肺炎少见鼻塞、流涕等上呼吸道症状，主要临床表现为发热、干咳，会出现缺氧低氧状态。除以上典型发病症状外，新冠肺炎还有一些比较隐匿的发病症状，如轻度食欲不振、精神差、恶心呕吐、腹泻等消化道症状；头痛等神经系统症状；心慌、胸闷等心血管系统症状；结膜炎等眼科症状；轻度四肢或腰背部肌肉酸痛等症状。大概一半新冠肺炎患者会在患病一周后出现呼吸困难，更严重者会快速发展为急性呼吸窘迫综合征、脓毒症休克、难以纠正的代谢性酸中毒以及出凝血功能障碍。值得注意的是，新型冠状病毒肺炎重症、危重症患者病程中可为中低热，甚至无明显发热。部分患者起病症状轻微，可无发热，多在1周后恢复。多数患者预后良好，少数患者病情危重，甚至死亡。

新冠肺炎的传播途径主要为直接传播、气溶胶传播和接触传播。直接传播是指患者喷嚏、咳嗽、说话的飞沫，呼出的气体近距离直接吸入导致的感染；气溶胶传播是指飞沫混合在空气中，形成气溶胶，吸入后导致感染；接触传播是指飞沫沉积在物品表面，接触污染手后，手再接触口腔、鼻腔、眼睛等粘膜，导致感染。此外，相关科研团队先后从新冠肺炎患者的粪便及尿液样本中分离到了新型冠状病毒，证实了患者的粪便及尿液中同样存在病毒。

新冠肺炎疫情的传播速度很快。从2019年12月开始，我国湖北省武汉市部分医院连续出现多个不明原因肺炎病例，经调查，这些病例大多有武汉市华南海鲜市场暴露史，后被证实为2019新型冠状病毒感染引起的急性呼吸道传染病。2月11日，世界卫生组织将这种新型冠状病毒感染的肺炎命名为“COVID-19”（Corona Virus Disease 2019）。其中CO代表冠状（Corona），VI代表病毒（Virus），D代表疾病（Disease），19意为疾病暴发于2019年。与此同时，国际病毒分类委员会发表声明，将新型冠状病毒命名为“SARS-CoV-2”（Severe Acute Respiratory Syndrome Coronavirus 2），认定其为非典型性肺炎冠状病毒的姊妹病毒。[①] 需要指出的是，截至目前，新冠肺炎疫情的源头并未查清。

2019年12月31日，已发现新型冠状病毒肺炎患者27例，其中7例病情严重，武汉市卫健委随即披露发生不明原因肺炎疫情。中华人民共和国国家卫生健康委员会（以下简称“国家卫健委”）专家组迅速抵达武汉，正式介入调查。2020年1月1日，华南海鲜批发市场休市，国家卫健委成立疫情应对处置领导小组。1月5日，武汉市病例增加到59例，国家卫健委排除疫情为“非典”和中东呼吸综合征。1月8日，国家卫健委组织力量对病例样本进行实验室平行检测，初步确认新型冠状病毒为此次疫情的病原。从1月11日开始，国家卫健委开始每天更新疫情最新动态。1月14日，武汉实施离汉人员管控，在“三站一场”设置体温检测点、排查点。1月15日，国家疾控中心启动一级应急响应。1月17日，武汉市累计报告新冠肺炎病例62例，死亡2例，发现部分病例并没有华南海鲜批发市场

① 陈沁涵：《新冠病毒被认定为SARS姊妹病毒 命名为SARS-CoV-2》，凤凰网转引自《新京报》，https://news.ifeng.com/c/7u0AMrFYf2W。

接触史。同日广东省确认首例输入性确诊病例。1月20日，肯定了新型冠状病毒肺炎存在“人传人”现象，14名医护人员感染了新冠病毒。北京、上海开始出现确诊病例。随后，国家卫健委发布2020年第1号公告，将新冠肺炎纳入《中华人民共和国传染病防治法》（以下简称《传染病防治法》）规定的乙类传染病，并采取甲类传染病的预防、控制措施。1月21日，天津、浙江、江西、山东、河南、湖南、重庆、四川、云南确诊首例病例，台湾地区也确诊首例病例，美国出现第一例新型冠状病毒肺炎患者。1月22日，海南、贵州、安徽、宁夏、山西、广西、河北、辽宁、江苏、福建、吉林省确诊首例病例。中国香港、澳门地区确诊首例病例。1月23日，黑龙江、内蒙古、陕西、甘肃、新疆确诊首例病例。同日武汉“封城”，并决定参照2003年抗击“非典”期间北京小汤山医院模式，建设火神山医院。随后，新冠肺炎疫情继续快速蔓延，各省市不断出现新增病例。

随着抗疫斗争的深入，医学专家对新冠肺炎的危害有了更深入的认识。

与“非典”相比，新冠肺炎死亡率要低得多，但是它的感染人数在很短时间内就超过了“非典”。国家疾控中心等研究机构通过对近9000例新冠肺炎确诊病例和疑似病例进行分析后发现，新冠肺炎的基本传染数比“非典”病毒高得多，每个感染者平均可以传播近4个人。从2019年12月31日，武汉首次公布新型冠状病毒肺炎病例算起，截至2月23日24时，全国新冠肺炎累计报告确诊病例7.7万余例，历经时间不到2个月，可见新冠肺炎的传染性之强。

新冠肺炎的危险性还在于其具有极强的隐蔽性。很多轻症患者的症状跟普通感冒很相近，这就在很大程度上耽误了疫情的最初诊断及防控。而且医护人员发现，一部分已经感染新冠肺炎的病人症状并不明显，甚至毫无症状，体温检测也正常；但这些病毒携带者同样具备很强的传染性，身边人往往被其传染而不自知。此外，各地相继报道出现了超长潜伏期的病例，这就很难确定新冠肺炎的潜伏期到底有多久。

在发病进程上，新冠肺炎重症患者的救治难度比“非典”更大，因为新冠肺炎不仅病情进展更快，而且与“非典”病毒主要以肺部为靶器官不同的是，新冠肺炎除了攻击肺部，还会攻击患者的心脏、肾脏、肠道等多个器官，最终造成多器官衰竭。

新冠肺炎疫情的暴发，引发了全国乃至全球的高度关注。疫情暴发后，国家和湖北省卫健委派出工作组和专家组赶赴武汉，从全国调集医疗资源支援武汉重症患者医疗救治，指导当地开展疫情应对和处置工作。国家卫健委等有关部门采取了一系列最严格的措施，针对重症病例救治尤其是湖北武汉重症病例不断增加的形势，集中各方资源，尽最大努力提高收治率和治愈率，降低感染率和病死率。

在全国疫情感染人数达到 200 例之后，国家开始激活全方位应对疫情的体制。中央指示国家卫健委和地方政府建立应对疫情的应急机制。

2020 年 1 月 23 日，参照 2003 年抗击“非典”期间北京小汤山医院模式，武汉市决定建设火神山医院，集中收治新型冠状病毒感染的肺炎患者。五湖四海汇聚而来的 7000 多名建设者齐心协力，日夜鏖战，与蔓延的疫情竞速。从进场施工到交付使用，这家医院的建设工期仅用了 10 天。麻雀虽小，五脏俱全。接诊区、负压病房楼、ICU、医技楼、网络机房、中心供应库房、垃圾处理暂存间、救护车洗消间一样都不少，ICU（极重症加强护理病房）设置两个病区；另外，还有两个重症护理病区。火神山医院可提供 1600 张床位，容纳 2000 余名医护人员。1 月 26 日，武汉市雷神山医院也正式进场施工，这座按照北京小汤山模式建设的定点医院，建成后可提供1500张床位。2月20日，武汉雷神山医院开放所有床位，全力收治病人。

2020年2月3日，习近平总书记在主持召开中共中央政治局常务委员会会议时强调："战胜疫病离不开科技支撑""要科学论证病毒来源，尽快查明传染源和传播途径，密切跟踪病毒变异情况，及时研究防控策略和措施。"作为具有重要影响力的科技大国，我国在疫情发生后一直以开放的态度在科研领域积极行动，展现了真正的大国担当。从成功研发检测试剂盒、快速分离出病毒毒株到不断优化临床救治方案，国家迅速整合科技力量，不断加大科研攻关力度，协同开展新冠肺炎药物研发和科研攻关，为战胜疫病提供了强有力支撑。

全国各地都在积极应对疫情扩散，采取各种果断措施切断病毒传播渠道。无人机隔空喊话戴口罩，巡逻车走街串巷做宣传，接地气的小喇叭身边接连响起……多地启动应急响应措施，要求做到不走亲访友，"红事"一律禁止，"白事"一律从简并报备，以最严厉的手段，遏制疫情。在各地得力的管控措施下，武汉和湖北之外新的疫情中心并未形成。这对于阻断疫情在全国的传播，甚至是全球的传播具有关键作用。除做好自身的应对疫情的工作之外，各省积极响应中央政府的号召，采取措施在医护人员、医疗资源和生活必需品等方面支援武汉。来自全国各地的医务工作者不避危险坚守阵地，与时间赛跑救治病患，用医者仁心，为人民群众筑起坚固防线。

在这场抗击疫情的特殊斗争中，各级党员干部心系人民群众的安危，时刻关注疫情发展，以高度的政治责任感和对人民群众高度负责的态度，不顾个人安危，深入疫情第一线，紧紧抓住救治、防范、保障等重要环节，夜以继日地奋战在抗疫主战场，发挥了很好的表率作用，极大地鼓舞了奋战在一线的医务人员和党员干部的士气，在人民群众心中树立了党员干部的良好形象，用实际行动展示了新时代共产党人的忠诚、责任和担当。各党政军群机关和企事业单位等紧急行动、全力奋战，广大医务人员无私奉献、英勇奋战，广大人民群众众志成城、团结奋战，打响了疫情防控的人民战争、总体战、阻击战，全国形成了全面动员、全面部署、全面加强疫情防控工作的局面，集中展示了中国特色社会主义疫灾治理的显著优势，必将在中华民族伟大复兴壮丽画卷上留下浓墨重彩的一笔。

第五章　中国特色社会主义疫灾治理制度和体系的显著优势

党的十九届四中全会强调，我国国家制度和国家治理体系具有多方面的显著优势。制度问题是关系党和国家事业发展的根本性、全局性、稳定性、长期性问题。改革开放以来，中国之所以取得举世瞩目的成就，一个重要原因就是我们充分发挥了中国特色社会主义制度的显著优势，保证了党和国家各项事业的胜利发展。习近平总书记在 2020 年 2 月 14 日主持召开中央全面深化改革委员会第十二次会议时强调指出，这次抗击新冠肺炎疫情，是对国家治理体系和治理能力的一次大考。面对疫情的袭击，在中国共产党的坚强领导下，全国各族人民认真贯彻落实党中央重要指示精神，不断增强“四个意识”、坚定“四个自信”、做到“两个维护”，充分发挥中国特色社会主义制度优势，取得抗击新冠肺炎疫情斗争重大战略成果，创造了人类同疾病斗争史上又一个英勇壮举，形成了伟大抗疫精神。及时总结梳理中国特色社会主义疫灾治理制度和体系的显著优势，对于我们坚定制度自信，彻底战胜疫情，坚持和完善中国特色社会主义制度、推进国家治理体系和治理能力现代化具有重大意义。

一、中国特色社会主义制度和体系的显著优势

邓小平同志指出，制度问题“带有根本性、全局性、稳定性和

长期性”。制度问题关乎党和国家的前途命运。制定和实行什么样的制度，不仅关系到党和国家的生机与活力，也关系到人民当家作主权利的实现，关系到中国特色社会主义事业健康有序地推进。分析研究中国特色社会主义疫灾治理制度和体系的比较优势，必须首先明确中国特色社会主义制度和体系的显著优势。党的十九届四中全会通过的《中共中央关于坚持和完善中国特色社会主义制度、推进国家治理体系和治理能力现代化若干重大问题的决定》（以下简称“《决定》”），对我国国家制度和国家治理体系所具有的多方面显著优势进行了总结提炼，是我们全面准确理解这一问题的根本遵循，必须认真学习、深入研究、切实掌握。

一是坚持党的集中统一领导，坚持党的科学理论，保持政治稳定，确保国家始终沿着社会主义方向前进的显著优势。党的领导制度是我国的根本领导制度。中国特色社会主义制度是一个严密完整的科学制度体系，起四梁八柱作用的是根本制度、基本制度、重要制度，其中具有统领地位的是党的领导制度。党的十九届四中全会把坚持和完善党的领导制度体系放在首要位置，同时把坚持和加强党的领导的要求全面体现到各方面制度安排之中，突出的正是党的领导制度在中国特色社会主义制度和国家治理体系中的统领地位，彰显了我们党牢记初心使命、以坚强领导铸就千秋伟业的责任担当。

二是坚持人民当家作主，发展人民民主，密切联系群众，紧紧依靠人民推动国家发展的显著优势。人民当家作主是社会主义民主政治的本质和核心。国家一切权力属于人民。“坚持人民当家作主”作为新时代坚持和发展中国特色社会主义基本方略之一，彰显了我国社会主义民主是维护人民根本利益的最广泛、最真实、最管用的民主。

三是坚持全面依法治国，建设社会主义法治国家，切实保障社会公平正义和人民权利的显著优势。全面依法治国，实现中国法治现代化，是推进国家治理体系和治理能力现代化的重要组成部分。一个现代化的国家，必定是依法治理的国家；一个先进的政党，必然是依法执政的政党。法治是大国治理不可或缺的重要法宝，法治体系是国家治理体系的骨干工程。回望改革开放以来的辉煌历程，我们党始终把依法治国确定为党领导人民治理国家的基本方略，把依法执政确定为党治国理政的基本方式，始终把法治放在党和国家工作大局中来考虑、谋划、推进，不断丰富和完善中国特色社会主义法治体系，充分体现了坚持和发展中国特色社会主义的内在要求。

四是坚持全国一盘棋，调动各方面积极性，集中力量办大事的显著优势。习近平总书记指出："我们最大的优势是我国社会主义制度能够集中力量办大事。这是我们成就事业的重要法宝。"[①] 中国之所以能办成许多国家办不了的大事，一个重要原因是社会主义制度具有能够集中力量办大事的优势。我国社会主义制度决定了广大人民群众在根本利益上的高度一致，党作为最高政治领导力量，在党和国家事业发展中始终总揽全局、协调各方。在党的集中统一领导下，全党全国各族人民围绕共同的奋斗目标，集中各个方面的力量，全国一盘棋、上下一条心，高效执行、有力推进，从而办成一件件大事。同时必须认识到，在发展社会主义市场经济的条件下，党带领人民集中力量办大事绝不能简单地凭借行政命令推行，而是依靠科学有效的机制实施。深入把握我国社会主义制度集中力量办大事的制度优势，首先要深刻认识党的集中统一领导所发挥的决定性作用。

五是坚持各民族一律平等，铸牢中华民族共同体意识，实现共

---

① 中央党校（国家行政学院）习近平新时代中国特色社会主义思想研究中心：《集中力量办大事的显著优势成就"中国之治"》，《人民日报》2020年3月13日第9版。

同团结奋斗、共同繁荣发展的显著优势。坚持各民族一律平等，铸牢中华民族共同体意识，实现共同团结奋斗、共同繁荣发展反映了全体中华儿女的共同心愿，是全国各族人民的共同目标。中国五千年的文明史，就是一部中国各民族诞育、发展、交融并共同缔造统一多民族国家的历史，也是中华民族逐渐形成、发展壮大的历史，更是中华民族命运共同体意识理性升华的历史。近代以来，各民族共同抵御外敌的经历让中华民族深化了命运共同体意识，中华民族命运共同体意识是对历史上中华各民族在政治、经济、文化方面交往交流交融的认同，是对 56 个民族同呼吸、共患难，“你中有我，我中有你，谁也离不开谁”命运共同体的认同。团结统一的“大一统”价值观内化为中华各民族共同的心理认同，维护国家统一成为各民族最高层次的认同。

六是坚持公有制为主体、多种所有制经济共同发展和按劳分配为主体、多种分配方式并存，把社会主义制度和市场经济有机结合起来，不断解放和发展社会生产力的显著优势。公有制为主体、多种所有制经济共同发展，按劳分配为主体、多种分配方式并存，社会主义市场经济体制等社会主义基本经济制度，既体现了社会主义制度优越性，又同我国社会主义初级阶段社会生产力发展水平相适应，是党和人民的伟大创造。

七是坚持共同的理想信念、价值理念、道德观念，弘扬中华优秀传统文化、革命文化、社会主义先进文化，促进全体人民在思想上、精神上紧紧团结在一起的显著优势。理想信念、价值理念、道德观念，就其本质而言，是精神范畴问题，是每一位共产党员以及全体人民的精神追求。回望近代以来的民族复兴历程，每逢人民精诚团结、进取精神勃发的历史时刻，就能创造一个个人间奇迹。社会主义核心价值观是社会主义文化最深层的内核，决定着文化建设制度的性质和方向。坚持以社会主义核心价值观引领文化建设制度，方能真正体现全体中国人民共同的价值追求，昭示中国特色社会主义文化的发展方向和国家治理现代化的光明前景，才能顺利实现“中国之治”。

八是坚持以人民为中心的发展思想，不断保障和改善民生、增进人民福祉，走共同富裕道路的显著优势。坚持以人民为中心的发展思想，体现了党的根本宗旨和历史使命。中国共产党的根本宗旨就是全心全意为人民服务，中国共产党人的初心和使命，就是为中国人民谋幸福，为中华民族谋复兴。坚持以人民为中心的发展思想，是我们党践行根本宗旨的要求，是我们党不忘初心的体现，是我们党履行历史使命的必然。

九是坚持改革创新、与时俱进，善于自我完善、自我发展，使社会充满生机活力的显著优势。创新决胜未来，改革关乎国运。中国特色社会主义制度之所以能强起来，首先得益于它具有强大的学习吸收能力。中国特色社会主义制度根植于我国历史和现实，具有鲜明中国特色，是符合当代中国实际的先进制度。同时，中国特色社会主义制度是一个开放的、发展的体系。它以广阔的国际视野、开放包容的态度看待人类创造的优秀制度文明成果，广泛吸收世界各国制度的有益因素。中国特色社会主义制度强大的自我变革能力，是其能强起来的另一个重要原因。

十是坚持德才兼备、选贤任能，聚天下英才而用之，培养造就更多更优秀人才的显著优势。选好人、用好人，是治国理政的头等大事。党的干部总是与党的事业紧紧连在一起，伟大事业需要高素质干部，干部要在事业发展中锻炼成长。我们党历来重视选贤任能，始终把选人用人作为关系党和人民事业的关键性、根本性问题来抓。党的十八大以来，党和国家事业之所以取得历史性成就、发生历史性变革，根本原因是有以习近平同志为核心的党中央坚强领导，有习近平新时代中国特色社会主义思想的科学指引，同时也与广大干部奋发有为、改革创新、干事创业、担当奉献密不可分。

十一是坚持党指挥枪，确保人民军队绝对忠诚于党和人民，有力保障国家主权、安全、发展利益的显著优势。“党指挥枪”，是中国共产党对军队绝对领导原则和制度的形象表述，是党和人民对军队的最高政治要求。这一根本原则和制度，是以毛泽东为代表的中国共产党人在长期革命斗争实践中确立和逐步完善起来的，并在社会主义革命和建设时期特别是改革开放新时期得到进一步发展和升华。坚持党指挥枪，这是我国特有的政治优势。

十二是坚持“一国两制”，保持香港、澳门长期繁荣稳定，促进祖国和平统一的显著优势。中国是包括港澳同胞、台湾同胞在内的海内外全体中国人的共同家园。坚持“一国两制”和推进祖国统一，是新时代坚持和发展中国特色社会主义的基本方略之一。习近平总书记在多个场合就新时期做好港澳台工作发表了一系列重要讲话，从战略和全局高度就坚持“一国两制”、推进祖国统一提出了一系列新理念新思想新战略。

十三是坚持独立自主和对外开放相统一，积极参与全球治理，为构建人类命运共同体不断作出贡献的显著优势。党的十九大报告指出：“世界正处于大发展大变革大调整时期，和平与发展仍然是时代主题。”人类生活在同一个地球村，各国日益相互依存、命运与共，越来越成为你中有我、我中有你的命运共同体。没有哪个国家能够独自应对人类面临的各种挑战，也没有哪个国家能够退回到自我封闭的孤岛。世界各国更需要以负责任的精神同舟共济，共同维护和促进世界和平与发展。

二、中国特色社会主义疫灾治理制度和体系的显著优势

习近平总书记在全国抗击新冠肺炎疫情表彰大会上的讲话中指出：“抗疫斗争伟大实践再次证明，中国特色社会主义制度所具有的显著优势，是抵御风险挑战、提高国家治理效能的根本保证。”实践证明，中国特色社会主义制度和国家治理体系是以马克思主义为指导、植根中国大地、具有深厚中华文化根基、深得人民拥护的制度和治理体系，是具有强大生命力和巨大优越性的制度和治理体系，是能够持续推动拥有14亿人口大国进步和发展、确保拥有五千多年文明史的中华民族实现“两个一百年”奋斗目标进而实现伟大复兴的制度和治理体系。对比古今中外人类疫灾治理的历史，我们不难发现，中国特色社会主义疫灾治理的相关制度和体系是当代中国疫灾治理的根本制度保障，是具有鲜明中国特色、明显制度优势、强大自我完善能力的先进疫灾治理制度，是我们对抗疫灾、战胜疫情最重要的保障。必须认真学习贯彻习近平总书记的重要讲话精神，牢牢把握中国特色社会主义疫灾治理相关制度和体系的显著优势，深入推进国家疫灾治理能力现代化。

（一）坚持党的集中统一领导，坚持党的科学理论，保持政治稳定，确保国家始终沿着社会主义方向前进的疫灾治理优势

办好中国的事情，关键在党。维护党中央权威和集中统一领导，是马克思主义政党必须坚持的一条重大原则。中国共产党是国家最高政治领导力量。如果没有中国共产党领导，我们的国家、我们的民族不可能取得今天这样的成就，也不可能具有今天这样的国际地位。实践充分证明，坚持和完善党的领导，是党和国家的根本所在、命脉所

在，是全国各族人民的利益所在、幸福所在。我们推进各方面制度建设、推动各项事业发展、加强和改进各方面工作，都必须坚持党的领导，自觉贯彻党总揽全局、协调各方的根本要求。疫灾治理工作必须坚持党中央集中统一领导，必须坚持全国一盘棋，坚决服从党中央统一指挥、统一协调、统一调度，保持政治稳定，确保我国疫灾治理工作始终沿着社会主义方向前进。

习近平总书记在全国抗击新冠肺炎疫情表彰大会上的讲话中指出："抗疫斗争伟大实践再次证明，中国共产党所具有的无比坚强的领导力，是风雨来袭时中国人民最可靠的主心骨。"面对突如其来的新冠肺炎疫情，党中央迅速做出决策部署，强调坚持全国一盘棋做好防控工作。2020 年 2 月 10 日，中共中央总书记、国家主席、中央军委主席习近平在北京调研指导新冠肺炎疫情防控工作时强调，各级党委和政府要坚决贯彻党中央关于疫情防控各项决策部署，坚决贯彻坚定信心、同舟共济、科学防治、精准施策的总要求，再接再厉、英勇斗争，以更坚定的信心、更顽强的意志、更果断的措施，紧紧依靠人民群众，坚决把疫情扩散蔓延势头遏制住，坚决打赢疫情防控的人民战争、总体战、阻击战，其中重点在于进一步坚持和发挥党的集中统一领导优势，发挥制度优势，提高治理效能，为全面打赢疫情防控阻击战提供全面制度保障。实践证明，坚持党的集中统一领导，已经在抗疫行动中取得重要成效。以抗疫物资调配为例，疫情初期，武汉市医疗人员和抗疫物资紧缺。全国上下紧急动员，仅用几天的时间和精确到小时的准确度，迅速配置到位，展现了强有力的大规模管理配置物资的能力。其中，火神山、雷神山医院火速筹建并投入使用，展现了令人惊叹的中国速度、中国效率、中国力量，凸显了党的集中统一领导的制度优势。进一步发挥好这些制度优势，汇聚智慧和力量，巩固和扩大战果，坚决打赢疫情防控硬仗，是全国各族人民的必然选择。

（二）坚持人民当家作主，发展人民民主，密切联系群众，紧紧依靠人民推动国家发展的疫灾治理优势

人民，只有人民，才是创造世界历史的动力。习近平总书记在全国抗击新冠肺炎疫情表彰大会上的讲话中指出："抗疫斗争伟大实践再次证明，中国人民所具有的不屈不挠的意志力，是战胜前进道路上一切艰难险阻的力量源泉。"明确人民群众的历史主体地位，必须保证人民当家作主。党的十九大报告指出："我国是工人阶级领导的、以工农联盟为基础的人民民主专政的社会主义国家，国家一切权力属于人民。我国社会主义民主是维护人民根本利益的最广泛、最真实、最管用的民主。"这一重要论断，深刻揭示了我国社会主义民主的历史必然性和本质属性，科学阐明了我国社会主义民主政治的特有形式和独特优势。中国特色社会主义疫灾治理制度和体系体现了人民意志、保障了人民权益、激发了人民创造活力，用制度体系保证人民当家作主，以主人翁姿态做好疫灾治理工作，是社会主义民主政治的又一生动体现。

2020 年 1 月 27 日，中共中央总书记、国家主席、中央军委主席习近平强调指出，"基层党组织和广大党员要发挥战斗堡垒作用和先锋模范作用，广泛动员群众、组织群众、凝聚群众，全面落实联防联控措施，构筑群防群治的严密防线。各级党委要在这场严峻斗争的实践中考察识别干部，激励引导广大党员、干部在危难时刻挺身而出、英勇奋斗、扎实工作，经受住考验，紧紧依靠人民群众坚决打赢疫情防控阻击战"。[①] 人民群众的力量是无穷的，人民群众的智

---

① 《习近平作出重要指示要求各级党组织和广大党员干部　团结带领广大人民群众坚决贯彻落实党中央决策部署　紧紧依靠人民群众坚决打赢疫情防控阻击战》，新华网客户端，https://baijiahao.baidu.com/s?id=1656900482865745428&wfr=spider&for=pc。

慧是高远的。正是一个个平凡又不平凡的抗疫人员，凝聚成了众志成城抗击疫情的磅礴力量，铸就了我们有信心、有能力、有把握打赢中国特色社会主义疫灾治理攻坚战的强大动力。全国人民深入贯彻落实习近平总书记重要讲话精神，从中央到地方、从全国到湖北、从城市到乡村，通过紧紧依靠人民群众，疫情防控很快就下沉到基层、落实到网格、落细到人人，筑牢了疫情防控的铜墙铁壁。多地启动应急响应措施，城市封锁、社区封闭、全民居家、停工停学。围挡、通告、横幅和检疫卡口遍布城乡，无人机隔空喊话戴口罩，巡逻车走街串巷做宣传，全副武装的防控人员彻夜值守，无死角、全覆盖。接地气的小喇叭身边接连响起。人们自觉停止走亲访友，“红事”一律禁止，“白事”一律从简并报备。各行各业公众积极为抗疫大局服务，真正打出了人民战争的伟大气魄，同时，面对疫情肆虐、缺医少药的严峻形势，全国上下总动员，有钱的出钱，有力的出力，极大缓减了湖北特别是武汉市的压力。疫情防控牵动人心，更激发出企业家的爱心。许多企业家积极履行企业社会责任，无私捐款捐物，为疫情防控工作贡献力量。可以说，抗击新冠肺炎疫情的战斗一刻不停地进行，社会各界爱心企业及个人的暖心捐赠也未曾停歇，生动展现了人民群众的主人翁精神面貌。

（三）坚持全面依法治国，建设社会主义法治国家，切实保障社会公平正义和人民权利的疫灾治理优势

法治是社会的最大公约数，良法是善治之前提。中国特色社会主义越深入发展，就越需要法治体系发挥引领、规范和保障作用，为解决党和国家发展面临的突出问题提供制度化方案。在重大公共卫生安全事件面前，更须凸显法治的力量。2020 年 2 月 5 日，习近平总书记主持召开中央全面依法治国委员会第三次会议并发表重要

讲话。他强调，要在党中央集中统一领导下，始终把人民群众生命安全和身体健康放在第一位，从立法、执法、司法、守法各环节发力，全面提高依法防控、依法治理能力，为疫情防控工作提供有力法治保障。在党中央的统一领导下．我们全面提高依法防控疫情、依法治理疫灾能力，为各类疫灾治理工作提供了有力法治保障。

我国已构建了立法、执法、司法、守法四足鼎立的法治工作新格局。2003 年“非典”疫情和 2008 年汶川地震之后，我国强化了突发公共事件应急法治，通过了包括《突发事件应对法》《传染病防治法》《突发公共卫生事件应急条例》以及《国家突发公共卫生事件应急预案》为主体的法律和政策框架。但是，随着疫情防控工作的不断深入，很多短板依旧不断暴露，其中包括涉及传染病防治、野生动物保护、动物防疫、治安管理、市场监管、突发公共卫生应急等一系列现实问题。面对这些问题，国家迅速完善疫情防控相关立法，加强配套制度建设，完善处罚程序，强化公共安全保障，构建了系统完备、科学规范、运行有效的疫情防控法律体系。为依法惩治妨害新冠肺炎疫情防控违法犯罪行为，保障人民群众生命安全和身体健康，保障社会安定有序，保障疫情防控工作顺利开展，2020 年 2 月 6 日，最高人民法院、最高人民检察院、公安部、司法部印发了《关于依法惩治妨害新型冠状病毒感染肺炎疫情防控违法犯罪的意见》，要求司法机关严格执行现有法律法规，统一执法标准、程序、依据，加大对妨害疫情防控行为的执法司法力度。2020 年 2 月 24 日，第十三届全国人民代表大会常务委员会第十六次会议通过决定，全面禁止非法野生动物交易、革除滥食野生动物陋习、切实保障人民群众生命健康安全。

法律的生命力在于实施，法律的权威系于执法。严格执法是中国特色社会主义法治建设的又一大特色。新冠肺炎疫情防控期间，各地严格执行疫情防控和应急处置法律法规，迅速采取一系列严格防控措施加大对危害公共卫生安全和妨碍防控工作行为的执法司法力度，保障了疫情防控工作的顺利开展。如严惩妨害疫情防控的各类犯罪；严打在公共场所向不特定人传播病原体或者通过其他方式在其他场所传播病原体的犯罪行为；严打各种暴力伤医、暴力抗法的犯罪行为；严打各种散布不实信息、故意扰乱社会秩序、制造恐慌的犯罪行为；严打各种利用疫情扰乱正常市场秩序的犯罪行为；严打疫情防控期间仍然实施非法捕杀野生动物、制售野生动物制品等活动的犯罪行为；严打各类职务犯罪行为以及其他利用疫情防控期间实施的犯罪行为。这些制度的有效实施，为抗击疫情提供了有力武器。

（四）坚持全国一盘棋，调动各方面积极性，集中力量办大事的疫灾治理优势

习近平总书记在全国抗击新冠肺炎疫情表彰大会上的讲话中指出："衡量一个国家的制度是否成功、是否优越，一个重要方面就是看其在重大风险挑战面前，能不能号令四面、组织八方共同应对。我国社会主义制度具有非凡的组织动员能力、统筹协调能力、贯彻执行能力，能够充分发挥集中力量办大事、办难事、办急事的独特优势，这次抗疫斗争有力彰显了我国国家制度和国家治理体系的优越性。"坚持全国一盘棋，调动各方面积极性，集中力量办大事这一社会主义制度的内在优势是我们的重要优势之一。这一优势是党和人民在长期实践中得来的。在社会主义建设、改革和发展过程中，不论是"三线建设"、三峡水利枢纽、西气东输、南水北调、西电东送、特高压电网等重大工程顺利完成，还是抗击1998年洪灾、迎战2003年"非典"、驰援2008年汶川地震、抗击2019年新冠肺炎疫

情……实践充分证明，这一显著优势既是国民经济行稳致远的压舱石，也是国家经济治理的重要职能，是我们战胜各种重大风险和挑战的不二法宝，是中国特色社会主义制度优势的突出特征，是中华民族实现从站起来、富起来到强起来历史性飞跃的强大动力，具有无可比拟的优越性。

2020 年 2 月 3 日，习近平总书记在中共中央政治局常务委员会会议上指出，疫情防控要坚持全国一盘棋。各级党委和政府必须坚决服从党中央统一指挥、统一协调、统一调度，做到令行禁止。各地区各部门必须增强大局意识和全局观念，坚决服从中央应对疫情工作领导小组及国务院联防联控机制的指挥。我国的社会主义制度决定了广大人民群众的根本利益是一致的，党作为最高政治领导力量，始终统揽全局、协调各方。新冠肺炎疫情暴发以来，以习近平同志为核心的党中央高度重视，充分发挥坚持全国一盘棋、集中力量办大事的中国特色疫灾治理显著优势，准确研判疫情形势，及时制定战略策略，科学部署防治工作，有力采取各项举措，坚决遏制疫情蔓延势头。疫情发生以来，针对湖北省尤其是武汉市重症病例较多的情况，人民解放军、中央部委和兄弟省区市调配业务骨干火线驰援湖北、驰援武汉，救治患者。其中很多为 2003 年期间，在一线抗击过非典型性肺炎、经验丰富、技术过硬的优秀医护人员。在物资供应上，无论医护人员、医疗设备，还是防护物资、生活物品，湖北、武汉需要什么，全国各地就支援什么。为了千方百计增加床位供给，相关部门火速建设火神山、雷神山等集中收治医院和方舱医院。总之，面对疫情，全国人民心手相牵，共克时艰，举全国之力，汇聚优质资源，调集最精锐的力量，充分彰显坚持全国一盘棋，调动各方面积极性，集中力量办大事这一中国特色社会主义疫灾治理优势，有效阻止了疫情的传播。

（五）坚持各民族一律平等，铸牢中华民族共同体意识，实现共同团结奋斗、共同繁荣发展的疫灾治理优势

党的十九大报告强调："全面贯彻党的民族政策，深化民族团结进步教育，铸牢中华民族共同体意识，加强各民族交往交流交融，促进各民族像石榴籽一样紧紧抱在一起，共同团结奋斗、共同繁荣发展。"中华民族一家亲，同心共筑中国梦。我国56个民族都是中华民族大家庭的平等一员，共同构成了你中有我、我中有你，谁也离不开谁的中华民族命运共同体。共同的家园，共同守护。疫灾治理事关各族人民群众的生命安全和身体健康，越到关键时刻，越能见证守望相助的真心，越能显出民族间大爱无疆的情怀。实践证明，坚持各民族一律平等，铸牢中华民族共同体意识，实现共同团结奋斗、共同繁荣发展，是中国特色社会主义疫灾治理事业的又一显著优势。

遭遇新冠肺炎疫情后，全国各族人民同呼吸、共命运、心连心，传播着血浓于水的中华民族骨肉亲情、民族大义、文化大同、无疆大爱。一方面，全国各族人民充分发扬一方有难、八方支援的爱国主义精神，纷纷伸出援助之手，充分展现了中华民族团结一心、风雨同舟的强大力量。各地民族宗教委党组急疫情之所急，做了大量细致的工作。各省、市（州）、县（区市）民族宗教部门及时指导当地宗教活动场所和民间信仰场所积极应对疫情，停止向公众开放，避免了人员聚集传播病毒；通过微信群、QQ群、发放宣传单等方式，引导群众正确认识疫情；针对部分少数民族群众不懂汉语的情况，组织干部用少数民族语言录制疫情防控知识，利用宣传车、广播等方式在少数民族境内播放，进一步引导广大群众增强自我防护意识。各级宗教团体、各宗教活动场所及少数民族企业也纷纷开展慈善捐赠，助力抗击疫情，为全国人民的健康平安祈祷祝福，为遏

制疫情蔓延势头贡献力量。每一位基层民族同胞也没有独善其身。他们响应号召，齐心抗疫，自发地组织捐款捐物，支援奋战在抗疫一线的工作人员，助力疫情阻击战，用实际行动证明民族团结一家亲。例如，湖北省荆州市少数民族群众感念医护人员战疫艰辛，他们迅速组织起来，每天为医护人员免费送餐，得知有被感染的留学生需要清真食品后，他们主动请战，每天为留学生免费送餐；河北大厂清真寺乡佬为防疫检测执勤人员送去军大衣、消毒液、水果等慰问品。这样的感人事例数不胜数。另一方面，相关部门多措并举，竭尽全力做好疫区少数民族的防疫工作，体现了对少数民族同胞的关爱之情。在这场疫情大考中，广大少数民族边远山区、贫困地区、边境一线是防疫工作的重要一环。为了做好疫情防控的宣传引导工作，相关部门工作人员心怀大爱，用真心，用真情，注重以情动人、以理服人，晓之以理、动之以情，将防疫举措真正做到少数民族地区群众心坎上去。他们充分倾听少数民族群众所思所想所盼，理解他们的处境，安抚他们的情绪，及时解疑释惑，及时回应关切关注，及时澄清网络谣言，争取他们最大程度的理解支持，引导少数民族群众增强信心、坚定决心。注重少数民族群众的宣传引导工作，充分利用民族语、本地方言开展疫情防控宣传教育，让民族群众听得懂、记得住、传得开，不因语言问题，漏掉一个少数民族群众。这些细致入微的工作强信心、聚民心、暖人心、筑同心，生动地诠释了中华民族共同体意识。

（六）坚持公有制为主体、多种所有制经济共同发展和按劳分配为主体、多种分配方式并存，把社会主义制度和市场经济有机结合起来，不断解放和发展社会生产力的疫灾治理优势

考察一个经济制度，最重要的特征有两个：一是所有制，二是

资源配置方式。所有制分公有制和私有制，资源配置方式分政府主导的计划经济和自由市场经济。曾有观点认为，公有制和计划经济相匹配，私有制和市场经济相匹配。然而，在我国，所有制特征是公有制为主体、多种所有制经济共同发展；资源配置方式特征是充分发挥市场在资源配置中的决定性作用，更好发挥政府作用。实践证明，公有制为主体、多种所有制经济共同发展，按劳分配为主体、多种分配方式并存，社会主义市场经济体制等社会主义基本经济制度，既体现了社会主义制度优越性，又同我国社会主义初级阶段社会生产力发展水平相适应，是党和人民的伟大创造。习近平总书记在全国抗击新冠肺炎疫情表彰大会上的讲话中指出："在抗疫形势最严峻的时候，经济社会发展不少方面一度按下'暂停键'，但群众生活没有受到太大影响，社会秩序总体正常，这从根本上得益于新中国成立以来特别是改革开放以来长期积累的综合国力，得益于危急时刻能够最大限度运用我们的综合国力。"公有制经济和非公有制经济都是我国经济社会发展的重要基础，都是我们取得抗疫斗争胜利的重要力量。必须充分发挥中国特色社会主义疫灾治理这一显著制度优势，毫不动摇巩固和发展公有制经济，毫不动摇鼓励、支持、引导非公有制经济发展。

一方面，发挥我国疫灾治理优势，必须发挥公有制为主体的国家经济制度优势。以国有企业为例，其在资本体量、经营导向、利润约束、资源共享、效率指标多样化等方面具有无可比拟的优势，是资本主义私有制企业根本无法比拟的。新型冠状病毒是新毒株，存在很多未知特性，研究治理更加棘手。各级国企以党建为引领，坚决贯彻习近平总书记重要讲话精神，按照党中央决策部署，以国资国企的强烈责任担当，坚决做到守土有责、守土担责、守土尽责、各负其责，牢记人民利益高于一切，充分发挥国资国企优势，切实履行国资国企使命担当，全力助力疫情的防控。

另一方面，发挥我国疫灾治理优势，必须同时发挥非公有制经济的有益补充优势。疫情发生以来，全国各非公企业和非公经济人士顾全大局、积极响应党委政府号召，认真贯彻落实疫情防控部署要求，第一时间安排部署，防控行动迅速，自觉服从大局，即刻关停企业、酒店、民营客栈、经商店，停止一切群体聚会活动，扎实做好企业人员管控和疫情防控工作，以各种形式开展爱心捐赠活动，全力以赴助力打赢疫情防控阻击战，充分展现了非公经济的政治自觉和责任担当，让全国人民看到了多种所有制经济下全国各族人民的向心力、凝聚力、战斗力和同心协力打赢这场疫情防控阻击战的信心和决心，充分证明了中国特色社会主义经济制度的优越性。

（七）坚持共同的理想信念、价值理念、道德观念，弘扬中华优秀传统文化、革命文化、社会主义先进文化，促进全体人民在思想上、精神上紧紧团结在一起的疫灾治理优势

发展社会主义先进文化、广泛凝聚人民精神力量，是国家治理体系和治理能力现代化的深厚精神支撑。价值理念是人们思维和行动的理性尺度，直接决定人们的态度和抉择。很多人在面对利益多元化、思想多样化、社会多变化时会出现选择困境。促进全体人民在价值理念上紧紧团结在一起，牢固树立社会主义核心价值观，是中国特色社会主义进入新时代以后的中国社会的内在要求。习近平总书记在全国抗击新冠肺炎疫情表彰大会上的讲话中指出："抗疫斗争伟大实践再次证明，社会主义核心价值观、中华优秀传统文化所具有的强大精神动力，是凝聚人心、汇聚民力的强大力量。"实践证明，每逢大灾大疫，我们党总能团结人民，以强化教育引导、实践养成、制度保障，教育人民坚持共同的理想信念、价值理念、道德

观念，促进全体人民在思想上、精神上紧紧团结在一起，齐心协力治理疫灾。必须牢牢把握中国特色社会主义疫灾治理这一显著优势，大力弘扬中华优秀传统文化、革命文化、社会主义先进文化，以精诚团结、昂扬勃发的进取精神，持续强化公民道德建设，大兴扶危济困、协作互助之风，文明有礼、助人为乐之风，遵守秩序、保护环境之风，守望相助、共克时艰之风，为战胜疫情提供思想和精神上的坚实保障。

抗击新冠肺炎疫情是一场人民战争，舆情是其中重要的战“疫”阵地，是社会主义核心价值观在特定事件中的生动体现。价值理念导向正确、风清气正，则有利于汇聚人心，同心同德战胜疫情；价值理念导向混乱、各种信息嘈杂，则将直接影响民众的“战疫”心理，在疫情面前产生恐慌和无力、无措感。一段时期以来，居家是防控疫情的重要手段，民众更多地依赖网络、关注网络，网络舆情成为影响民众抗疫价值理念的重要变量。习近平总书记指出，当前疫情防控形势严峻复杂，一些群众存在焦虑、恐惧心理，宣传舆论工作要加大力度，统筹网上网下、国内国际、大事小事，更好强信心、暖人心、聚民心，更好维护社会大局稳定。各级党委政府认真贯彻落实习近平总书记重要讲话指示精神，加强舆情跟踪研判，主动发声、正面引导，强化融合传播和交流互动，让团结抗疫的正能量始终充盈网络空间；有针对性地开展精神文明教育，加强对健康理念和传染病防控知识的宣传教育，教育引导广大群众提高文明素质和自我保护能力；努力营造良好舆论环境，将每个公民的抗疫决心汇聚成全民行动、群防群治、积极抗疫的坚强防线。在抗击新冠肺炎疫情这场人民战争中，广大人民群众在共同信念的支撑下，同心协力、共克时艰，用实际行动生动践行了社会主义核心价值观，涌现出许了多可歌可泣、感人肺腑的美丽故事和先进事迹：广大医学专家、科学家冲锋奋战在抗疫第一线；共产党员、解放军战士、医护战士、白衣天使逆流而上、入驻武汉、奋不顾身、冲锋在前，与病魔抗争、与死神赛跑；工人冒着生命危险赶制口罩和防护衣；农民不顾病毒传染危险，无私奉献，保证了武汉和全国的蔬菜、粮食和食品安全……人民群众的一举一动无不证明着，在大灾大疫面前，我们总能发挥中国特色社会主义疫灾治理在教育全体人民树牢正确价值理念、凝聚人心方面的显著优势，创造人间奇迹。

（八）坚持以人民为中心的发展思想，不断保障和改善民生、增进人民福祉，走共同富裕道路的疫灾治理优势

不忘初心，牢记使命。中国共产党人的初心和使命，就是为中国人民谋幸福，为中华民族谋复兴。我们党领导人民全面建成小康社会、进行改革开放和社会主义现代化建设的根本目的，就是要通过发展社会生产力，不断提高人民物质文化生活水平，满足人民对美好生活的向往要求，促进人的全面发展。疫情防控，关系千家万户；平安健康，皆是人民期盼。每当疫灾来临，我们党总能努力践行全心全意为人民服务的根本宗旨，始终坚持以人民为中心，不断加强统筹协调，把战胜疫灾、实事求是地部署灾期经济工作、制定经济政策、推动经济发展，增进人民福祉、促进人的全面发展、朝着共同富裕方向稳步前进作为抗击疫情的重要切入点，体现出极大的疫灾治理优势。

新冠肺炎疫情发生后，党中央高度重视，习近平总书记亲自部署、亲自指挥，反复强调“始终把人民群众生命安全和身体健康放在第一位”，要求各级党委和政府及有关部门制订周密方案，组织各方力量开展防控，采取一系列有效措施，坚决打赢疫情防控的人民战争、总体战、阻击战。从中央到地方、从全国到湖北、从城市到

乡村，广大党员干部坚决贯彻落实习近平总书记的重要指示要求，坚持以人民为中心的发展思想，将抗击疫情作为保障和改善民生、增进人民福祉的新战场。在各级党委的坚强领导下，疫情防控很快下沉到基层、落实到网格、落细到人人。各有关部门全力做好医疗救治、隔离观察、人文关怀等工作，把疫情防控作为最重要的工作来抓；密切关注人民群众的衣食住行需求，加强物资调配，保障市场供应，统筹做好交通、教育、治安等各方面工作，保证人民群众生产生活平稳有序，正常民生不受影响；及时有序推动分批有序错峰返程返岗，统筹制订分类分批复工复产方案，涉及重要国计民生的领域，保障条件立即推动复工复产，重大工程和重点项目员工及时返岗、尽早开工；抓好春季农业生产、保障抗疫农副产品供给，同时进一步推动农业增效、农民增收，为加快推进乡村振兴、高质量完成脱贫攻坚任务、决胜高水平全面小康奠定了坚实基础；全面落实联防联控措施，更加快捷将医疗救治防护资源集中到抗击疫情一线、更加强化交通错峰出行调度、建立健全社区、村居的疫情监测、排查、预警、防控工作机制，严防死守、不留死角。这些务实举措切实保障了广大人民群众的健康权益，有效保障和改善了民生，增进了人民的福祉。

（九）坚持改革创新、与时俱进，善于自我完善、自我发展，使社会充满生机活力的疫灾治理优势

创新决胜未来，改革关乎国运。中国特色社会主义制度之所以能强起来，首先得益于它具有强大的学习吸收能力。中国的改革开放是中国特色社会主义制度的自我完善和发展。中国制度的强大自我变革能力、自我发展能力，源自中国共产党人对改革创新的深刻认识、高度自觉和执着坚守。确保人民群众生命安全和身体健康，

是我们党治国理政的一项重大任务，也是需要坚持不懈深化改革的一个重要领域；根据客观实际的发展变化，坚持改革创新、与时俱进，善于自我完善、自我发展，使社会充满生机活力，对现有疫灾治理制度不断进行改革完善，已成为中国特色社会主义疫灾治理制度的显著优势之一。牢牢把握这一优势，对于我们战胜疫情等重大灾害具有重要意义。

历史体现了无可辩驳的科学逻辑。改革开放以来的疫灾治理历史，也是中国特色社会主义疫灾治理制度和体系不断自我变革的历史，是中国特色社会主义疫灾治理制度优势不断巩固和发展的历史。每临重大疫情，党和政府总能针对处理疫情所暴露的问题及时进行研究，加快速度推进政府的管理创新。比如，通过2003年抗击“非典”，中国政府将危机管理全面纳入国家政治、法律和国民经济生活之中；建立有效的组织架构，统一领导、分工协作；提供健全的涉及自然灾害、公共卫生等各方面的法律保障；建立一整套资源保障系统，包括财政资源和人力资源；建立有效的信息管理系统；建立有效的协调机制；建立教育和训练机制，包括对各级政府官员的危机处理培训；加强国际间合作。这些重大制度创新，反映了中国共产党是一个善于自我革命、自我革新的政党，中国政府是有处理能力和负责任的政府。针对此次抗击新冠肺炎疫情工作存在的一些问题，2020年2月14日，中共中央总书记、国家主席、中央军委主席、中央全面深化改革委员会主任习近平主持召开中央全面深化改革委员会第十二次会议并发表重要讲话。他强调，确保人民群众生命安全和身体健康，是我们党治国理政的一项重大任务。既要立足当前，科学精准打赢疫情防控阻击战，更要放眼长远，总结经验、吸取教训，针对这次疫情暴露出来的短板和不足，抓紧补短板、堵漏洞、强弱项，该坚持的坚持，该完善的完善，该建立的建立，该落实的落实，完善重大疫情防控体制机制，健全国家公共卫生应急管理体系。习近平总书记在全国抗击新冠肺炎疫情表彰大会上的讲话中强调："我们要加快补齐治理体系的短板弱项，为保障人民生命安全和身体健康夯实制度保障。"我们要认真贯彻落实党中央的决策部署，充分发挥制度优势，研究和加强疫情防控工作，从体制机制上创新和完善重大疫情防控举措，健全国家公共卫生应急管理体系，切实提高应对突发重大公共卫生事件的能力水平。

（十）坚持德才兼备、选贤任能，聚天下英才而用之，培养造就更多更优秀人才的疫灾治理优势

正确的路线确定之后，干部就是决定性的因素。党的干部总是与党的事业紧紧连在一起，伟大事业需要高素质干部，干部要在事业发展中锻炼成长。革命战争年代，我军许多将帅都是从血与火的斗争一线成长起来的，其中不乏在生死危亡之际火线提拔的战将。同样，在和平年代，那些敢担当、善担当，想干事、会干事、干成事的干部，对党和国家的事业来说，是最可宝贵的财富。越是危急关头，越能甄别和筛选干部。抗击疫情既是大战，也是大考。面对大考，我们党总能肩负起历史使命，全面准确贯彻党的组织路线，坚持从党和人民疫灾治理事业实际需要出发选干部、用干部，突出实践实干选贤能，坚持选人用人理念与办法的创新，坚持有为有位聚英才，真正做到了中国特色社会主义疫灾治理事业需要什么样的人就用什么样的人，什么样的人最合适就选什么样的人，体现出极大的制度优势。

面对新冠肺炎疫情的严峻挑战，及时让能打硬仗、打胜仗的干部受重用、得奖励，必将极大地振奋人心、鼓舞士气，对疫情防控工作具有十分重要的意义。2020 年 2 月 3 日，在中央政治局常委会

会议研究应对新冠肺炎疫情工作时，习近平总书记严肃指出，要在斗争实践中考察和识别干部。对那些不作为、乱作为的干部，对那些工作不投入、不深入的干部，对那些不会干、不能干的干部，要及时问责，问题严重的要就地免职。在新冠肺炎疫情迅速蔓延、防控工作面临严峻挑战的关键时刻，各级党委擦亮眼睛，坚决贯彻习近平总书记重要指示精神，坚决落实新时代党的组织路线，为担当者担当，为实干者撑腰，及时将能打硬仗、敢啃硬骨头的优秀干部提拔到相关重要岗位，该重用的重用，该奖励的奖励；为这类干部设计制定撑腰鼓劲的制度和保障，决不让“能者上、庸者下”的用人原则停留在口号上；同时积极建立完善容错机制，对诚心干事之人宽容以待，让他们面对疫情心无旁骛，轻装上阵，保持攻坚克难的最佳状态。这些组织工作举措，生动体现了中国特色社会主义疫灾治理坚持德才兼备、选贤任能，聚天下英才而用之，培养造就更多更优秀人才的疫灾治理优势，为战胜疫情奠定了坚实的组织基础。

（十一）坚持党指挥枪，确保人民军队绝对忠诚于党和人民，有力保障国家主权、安全、发展利益的疫灾治理优势

习近平总书记在庆祝中国人民解放军建军90周年大会上的重要讲话中指出：“历史告诉我们，党指挥枪是保持人民军队本质和宗旨的根本保障，这是我们党在血与火的斗争中得出的颠扑不破的真理。”“党指挥枪”，是中国共产党对军队绝对领导原则和制度的形象表述，是党和人民对军队的最高政治要求。不管时代怎么变化，国家治理的内容如何变迁，党指挥枪的制度优势始终是我们党长期执政、国家长治久安的根本法宝。和平年代，疫情防控就是一场人民战争。人民军队来自人民，人民有难，人民军队当先。军民团结如一人，就能打赢一切疫情防控阻击战。因此，党指挥枪、人民军队

绝对忠诚于党和人民也是中国特色社会主义疫灾治理制度和体系的显著优势，必须毫不动摇长期坚持，切实保障国家主权、安全、发展利益。

从新冠肺炎疫情拉响警报开始，人民军队医疗系统抓紧筹划、积极准备。在习近平主席作出军队做好疫情防控工作的重要指示后，中国军队在中共中央和中央军委统一指挥下，牢记人民军队宗旨，立即赶赴防疫最前线参加战斗。由军队抽组的军事医学专家紧急深入武汉抗疫一线，全力进行科研攻关，支援武汉抗击新冠肺炎疫情科学研究。出征的军事医学专家组成员，都是军事医学研究院长期从事烈性病原体研究攻关的骨干力量，他们大都有抗击"非典"、H7N9 禽流感和埃博拉的丰富经验，代表了军队和国家重大疫情处置的最高水准。抵达武汉后，专家组连夜完成实验室展开及携行设备的试运行，与中部战区总医院建立起联防、联控、联治、联研的工作机制。同时，专家组还深入抗疫一线优化流程，加快检测速度，快速筛查疑似病例；结合临床诊治，竭尽全力推动疫苗和抗体研制，争分夺秒与病毒赛跑，力求早日阻断疫情进一步扩散。解放军陆军军医大学、海军军医大学、空军军医大学也分别派出医疗队到武汉地区定点医院开展救治工作；各军队医院医务人员主动请战，用电话、短信、微信、写请战书等方式，要求前往抗疫一线执行任务；2020 年 2 月 1 日，驻湖北部队抗击疫情运力支援队开始集结，担负疫情防控期间武汉市生活物资的网点运输保障任务；2020 年 2 月 4 日，军队支援湖北医疗队管理使用的火神山医院全力收治首批确诊患者。同时，中国军队的有关医院全力做好患者收治工作，中国军队的科研机构加紧开展对疫情防治的科研攻关。据国务院新闻办公室发布的《抗击新冠肺炎疫情的中国行动》白皮书介绍，疫情发生后，中国人民解放军派出 4000 多名医务人员支援湖北，承担火神山医院等3家医疗机构的医疗救治任务，空军出动运输机紧急运送医疗物资。人民军队坚决听从党中央、习主席的指挥，为积极为打赢疫情防控阻击战做出贡献，也为广大人民群众打赢疫情阻击战产生了极大的鼓舞和感召作用。

（十二）坚持“一国两制”，保持香港、澳门长期繁荣稳定，促进祖国和平统一的疫灾治理优势

坚持“一国两制”和推进祖国统一，是新时代坚持和发展中国特色社会主义的基本方略之一。香港、澳门与祖国内地的命运始终紧密相连。香港、澳门在“一国两制”的框架下与内地深度合作，文明互鉴，早就形成了不可分割的利益共同体、价值共同体、责任共同体、命运共同体，共同组建了中华命运共同体，并为人类命运共同体的构建提供有益经验。共同对抗疫灾，实现中华民族伟大复兴的中国梦，需要香港、澳门、台湾与祖国内地坚持优势互补、共同发展，需要港澳台同胞与内地人民坚持互相呵护、携手共进。坚持“一国两制”，保持香港、澳门长期繁荣稳定，促进祖国和平统一，是中国特色社会主义疫灾治理的重要优势。

香港同胞与内地的守望相助，就是这一重要优势的鲜明例证。2003年3月，“非典”疫情突如其来、骤临香港，680万香港市民的生命安全受到极大威胁。危难时刻，香港特区政府处变不惊，沉着应对，迅速加强协调和统筹，采取了向立法会申请增拨资源用以加强控制感染和治疗、各决策局展开宣传全面提高市民预防“非典”意识、卫生署加强疾病监察系统控制病毒扩散、医院管理局统筹各医院加强预防措施等一系列积极的防控措施。与此同时，香港的医学专家和科研人员日以继夜，艰苦奋战，与“非典”病毒展开“生死时速”的赛跑。在抗击“非典”病毒的战役中，内地和香港有关

部门在疫情通报、疫病防治经验交流等方面迅速建立了有效的合作机制，两地携手预防和控制“非典”，同舟共济、知难而进，极大地展现了中华民族的伟大民族精神。中央政府十分关心香港“非典”防治工作，一直全力支持和帮助香港的抗疫斗争。党和国家领导人更是多次指示有关部门和地方，尽最大努力支持香港夺取防治“非典”型肺炎斗争的全面胜利。本着高度负责的态度，有关单位通力协作，严把质量关，迅速完成了特区所需医用物品的生产和筹集工作。2003 年 5 月 8 日，中央政府支援香港的第一批医用物品顺利运抵香港，并很快下发各医疗部门。在祖国内地同样处在抗击“非典”的艰难时刻，中央政府送给香港的珍贵物资，是对香港特区政府和广大香港同胞最大的鼓舞和支持，不仅解决了香港的实际需要，更鼓励了香港市民与疫病顽强奋斗的信心和力量。从抗疫的物质援助、精神鼓励，到在国际上为香港争取撤销警告，香港市民无不感受到中央的关心和支持，由此增加了对国家的认识，进一步体会到“国家好，香港好”的道理。不到两个月的时间里，香港疫情稳中趋降，迅速得到控制。2019 年新冠肺炎疫情发生以来，香港各界人士在积极支持特区政府防控疫情的同时，高度关注内地疫情发展和抗疫工作，纷纷联系香港中联办表达对内地同胞的关心关切，通过各种方式和渠道自发向内地捐款捐物。据不完全统计，截至 2 月 10 日，香港社会各界已经通过各种渠道，向内地捐款累计超过 10 亿元人民币。一些社团和机构还从海外采购口罩、防护服等防疫武器和医疗设备，送往内地抗击新冠肺炎疫情的一线。面对新冠肺炎疫情，澳门同胞也展现了手足之情。据不完全统计，截至 2020 年 3 月 4 日，澳门社会各界向内地捐款捐物累计超过 5.1 亿澳门元。澳门社会各界还多渠道筹集防疫医疗物资或直接捐款给内地。澳门同胞的爱国情怀、善行义举，向祖国内地源源不断地传递了爱心和力量，汇聚成一股澳门与内地勠力同心战疫情的强大合力。国务院新闻办公室发布的《抗击新冠肺炎疫情的中国行动》白皮书指出，疫情发生后，港澳台同胞和海外侨胞通过各种方式和渠道伸出援手，积极捐款和捐赠各类防疫物资，体现了浓浓的同胞亲情，体现了海内外中华儿女守望相助、共克时艰的凝聚力向心力。事实充分证明，“一国两制”方针是正确的，是具有强大生命力的，是中国特色社会主义的一个伟大创举。

在疫灾面前，香港、澳门、台湾同胞与祖国共坚守，同进退，普天下中国人民的民族情感与团结得到了进一步加强，提高了中国国际声誉，增强了中国抗疫实力，为推进中国特色社会主义事业，增强中华民族凝聚力提供了有力保障，体现了中国特色社会主义疫灾治理制度和体系的显著优势。

（十三）坚持独立自主和对外开放相统一，积极参与全球治理，为构建人类命运共同体不断作出贡献的疫灾治理优势

习近平总书记在党的十九大报告中指出，坚持和平发展道路，推动构建人类命运共同体。人类只有一个地球，各国共处一个世界。当前国际形势基本特点是世界多极化、经济全球化、文化多样化和社会信息化。粮食安全、资源短缺、气候变化、网络攻击、人口爆炸、环境污染、疾病流行、跨国犯罪等全球非传统安全问题层出不穷，对国际秩序和人类生存都构成了严峻挑战。国际社会日益成为一个你中有我、我中有你的命运共同体。回顾人类历史，疫病病毒的演化和传播，与全人类的政治、经济、社会、生态环境发展紧密交织，文明的兴衰、国家的沉浮也都打上了防疫抗疫的烙印。随着人类的发展进步，病毒也不断变异。全球化加速了病毒的传播，抗击疫情成为全球治理的重要内容。病毒没有国界，覆巢没有完卵。

疫情来临时，不论人们身处何国、信仰何如、是否愿意，实际上已经处在一个命运共同体中。面对疫灾等国家及全球治理难题，任何国家都不可能独善其身；面对疫灾，必须在中国共产党领导下，坚持独立自主和对外开放相统一，积极参与全球治理，为构建人类命运共同体不断做出新的贡献。

习近平总书记在全国抗击新冠肺炎疫情表彰大会上的讲话指出："抗疫斗争伟大实践再次证明，构建人类命运共同体所具有的广泛感召力，是应对人类共同挑战、建设更加繁荣美好世界的人间正道。"作为疫灾受害国，在新冠肺炎蔓延期间，中国政府一如既往地坚持大国担当，采取了坚决、果断、公开、透明的措施，不仅维护中国人民生命安全和身体健康，也维护了世界人民生命安全和身体健康。中国政府实施了最全面、最严格的治理举措，全面展现了中国速度、中国效率、中国风骨。中国公开透明及时发布信息，用创纪录的最短时间甄别出病原体，并及时主动同世界分享病毒基因序列，为国际社会研发诊断方法、开展合作、遏制疫情提供了关键信息，有效避免了疫情更大范围扩散。同时，我国停运部分民航和铁运，交通运输部门严格防范疫情扩散；各地减少大型公众活动，口罩厂商春节开启"全天候生产"模式，全国各地医疗队源源不断地驰援武汉……14亿中国人民联防联控，发挥国家治理体系制度效能和制度威力，探索出应对突发公共卫生事件的新路。世界卫生组织对此高度评价，指出中国采取的措施不仅是在保护中国人民，也是在保护世界人民。我国的疫情防控工作行动速度之快、规模之大，世所罕见，展现出举世瞩目的中国速度、中国规模、中国效率，展现出与其大国地位相匹配的领导力，令全世界为之注目。

国际社会也高度关注这次疫情的发展，许多国家和国际组织向我国伸出援手。各国科研机构和科学家结成了防疫"共同体"；各国际组织、各国政府与企业发扬伙伴精神，同气连枝，命运与共；世界卫生组织派出专家前往疫情暴发地武汉进行考察，为中国的抗疫工作提出了许多宝贵的、专业的意见；联合国儿童基金会向中国捐助疫情防控物资；多国政府纷纷向中国送来声援，并捐赠疫情防控物资或提供其他支持；多国企业、机构、友好人士捐赠医疗诊断检测设备以及防护服、护目镜、口罩等医用防护物资。在共同抗击新冠肺炎疫情的战役中，世界各国携手同行，守望相助，共克时艰，真正诠释和彰显了人类命运共同体精神。

第六章　强化提高人民健康水平的制度保障

习近平总书记在党的十九大报告中强调指出："实施健康中国战略。人民健康是民族昌盛和国家富强的重要标志。要完善国民健康政策，为人民群众提供全方位全周期健康服务。"《决定》要求："强化提高人民健康水平的制度保障。"新冠肺炎疫情的突然袭来，使奋进的中国人民遭遇了猝不及防的疫灾阻遏。必须深入了解疫灾治理与健康中国战略的辩证关系，把人民健康放在优先发展的战略地位，不断强化提高人民健康水平的制度保障，以普及健康生活、优化健康服务、完善健康保障、建设健康环境、发展健康产业为重点，切实加强疫情防控，保护人民身体健康，为实现"两个一百年"奋斗目标、实现中华民族伟大复兴的中国梦打下坚实健康基础。

一、疫灾治理与健康中国战略

实施健康中国战略，是新时代健康卫生工作的纲领。2020 年 2 月 3 日，中共中央政治局常务委员会召开会议，听取中央应对新冠肺炎疫情工作领导小组和有关部门关于疫情防控工作情况的汇报，研究下一步疫情防控工作。中共中央总书记习近平在会上强调指出："做好疫情防控工作，直接关系人民生命安全和身体健康，直接关系经济社会大局稳定，也事关我国对外开放。"人民健康是促进人的全面发展的必然要求，是经济社会发展的基础条件，是民族昌盛和国家富强的重要标志，是人民最具普遍意义的美好生活需要，而疫病危及社会和谐稳定，影响人民身体健康，给社会、企业、家庭及个人带来阵痛，是民生突出的后顾之忧之一。因此，疫灾治理攸关健康中国战略胜利推进，不仅是民生问题，也是重大的政治、经济和社会问题，必须加以高度重视。

（一）实施健康中国战略的伟大战略意义

健康中国战略是一项旨在全面提高全民健康水平的国家战略，是在准确判断世界和中国卫生改革发展大势的基础上，在深化医药卫生体制改革实践中形成的一项需求牵引型的国民健康发展战略。党的十九大报告指出，“人民健康是民族昌盛和国家富强的重要标志。”这体现了我们党对人民健康重要价值和作用的认识达到新高度。实施健康中国战略，增进人民健康福祉，事关人的全面发展、社会全面进步，事关“两个一百年”奋斗目标的实现，必须从国家层面统筹谋划推进。

1. 实施健康中国战略是新时代经济社会协调发展的必然要求

健康的、受过良好教育的劳动者是经济发展最重要的人力资源。“投资于健康”可以有效提高劳动力工作年限和劳动生产率，促进“人口红利”更多转化为“健康红利”，降低人口老龄化对劳动力结构的负面影响，延长重要战略机遇期。完善健康保障，深化供给侧结构性改革，可以解除群众后顾之忧，有利于释放投资和消费需求，拉动增长、扩大就业。实施健康中国战略，将为经济社会协调发展注入新活力。

2. 实施健康中国战略是实现人民对美好生活新期盼的重要支撑

随着人民生活水平从小康向富裕过渡以及健康意识的增强，人们更加追求生活质量、关注健康安全。广大人民群众不仅要求看得上病、看得好病，更希望不得病、少得病，看病更舒心、服务更体贴，这必然带来层次更高、覆盖范围更广的全民健康需求。实施健康中国战略，可以更加精准对接和满足群众多层次、多样化、个性化的健康需求。

3. 实施健康中国战略是维护国家安全与社会稳定的必备条件

随着经济全球化深入发展，传染病疫情、抗生素耐药等跨国播散的公共安全威胁日益严峻。如果出现重大疾病流行而解决不好，就会造成人心恐慌、社会不稳，甚至消解经济社会多年建设成果。实施健康中国战略，保证人人享有基本医疗卫生服务，维护国家安全与社会稳定，是党和政府义不容辞的职责。

4. 实施健康中国战略是医疗卫生事业改革发展的内在要求

党的十八大以来，我国医疗卫生事业获得长足发展，深化医药卫生体制改革取得突破性进展，人民健康和医疗卫生水平大幅提高，主要健康指标优于中高收入国家平均水平。同时，随着工业化、城镇化、人口老龄化进程加快，疾病谱、生态环境、生活方式等发生变化，我国面临多重疾病威胁并存、多种影响因素交织的复杂局面，医疗卫生事业发展不平衡不充分与人民健康需求之间的矛盾比较突出。实施健康中国战略，就是要坚持问题和需求双导向，最大程度降低健康危险因素，全面提升医疗卫生发展水平。

（二）实施健康中国战略是国家治理的重要组成部分

习近平总书记强调指出："要把人民健康放在优先发展的战略地位"[①]。实施健康中国战略，体现了以人为本的人文精神和促进人的全面发展的人文情怀，是民族昌盛和国家富强的重要标志，是人民

① 《习近平：把人民健康放在优先发展战略地位》，新华网，http://www.xinhuanet.com/politics/2016-08/20/c_1119425802.htm。

群众的共同追求，有利于提高国家综合治理能力，标志着人民健康观和国家治理政策的优化，是中国特色社会主义国家治理的重要组成部分，必须矢志不渝地加以推进。

1. 健康治理是国家治理的重要组成部分

2016 年 8 月 20 日，习近平总书记在全国卫生与健康大会上强调，“健康是促进人的全面发展的必然要求”“要把人民健康放在优先发展的战略地位”，并进一步提出了“加快推进健康中国建设，努力全方位、全周期保障人民健康”的要求。习近平总书记在党的十九大报告中又强调指出：“实施健康中国战略。人民健康是民族昌盛和国家富强的重要标志。要完善国民健康政策，为人民群众提供全方位全周期健康服务。”“坚持预防为主，深入开展爱国卫生运动，倡导健康文明生活方式，预防控制重大疾病。”卫生与健康事业改革发展是一个世界性难题，是中国实行改革开放以来的一个“硬骨头”。党的十九大以来，以习近平同志为核心的党中央开启了健康中国建设新征程，各有关部门和各级政府以习近平新时代中国特色社会主义思想为指导，践行以人民为中心的发展思想，深化医药卫生体制改革，加快推进五项制度建设，形成了一条新时代具有鲜明中国特色的卫生与健康发展道路。当健康中国上升到国家战略，它就成为国家治理体系的一个重要子系统，成为提升国家治理能力现代化的一个重要指标。换言之，健康事业和健康管理能否现代化，健康中国能否实现，是关系我国现代化建设全局的一个重大战略任务。因此，健康治理是国家治理的重要组成部分，最大限度提高人民健康水平，开辟一条符合中国国情的卫生与健康发展道路，是坚持和完善中国特色社会主义制度，推进国家治理体系和治理能力现代化的必然要求。

2. 实施健康中国战略有利于提高国家综合治理能力

当前，健康中国建设面临着人口老龄化加速和疾病谱变化、健康领域投入不足、环境污染和食品安全问题形势仍然严峻等挑战，从而需要综合治理。党的十九大报告将“实施健康中国战略”作为国家发展基本方略中的重要内容，回应了人民的健康需要和对疾病医疗、食品安全、环境污染等问题的关切，有利于提高国家综合治理能力。

同时，健康中国战略作为国家治理体系的一部分，从社会事业发展的横向看，包括了普及健康生活、优化健康服务、完善健康保障、建设健康环境、发展健康产业等；从人的一生健康管理的纵向看，包括了全方位和全周期保障人民健康的体制机制建设，从幼儿保健管理，到建立长期照护保险计划，从社会宣传到国民教育等。这意味着，健康中国战略不是一系列健康领域规则的简单组合，而是由多个组织与多种规则集合而成的有内在联系、有层次、有结构的治理体系，包括政策体系、参与主体、制度体系以及保障手段等部分。换言之，它是一个全社会的综合性系统工程。

因此，要把实施健康中国战略作为提高国家综合治理能力的一个系统工程来看待。其中，政策体系包括了防控疾病医疗、食品安全、环境污染等问题的卫生系统政策、健康促进政策及体现健康的社会经济政策；参与主体涵盖了政府、市场与公众；制度体系包含了推动健康综合治理的行政管理制度、维护健康的有效市场制度以及促进健康的社会动员和参与制度；保障手段有法律保障、人才保障、财政保障以及技术保障等。

3. 实施健康中国战略标志着人民健康观和国家治理政策的优化

先进的制度、强大的国家治理体系和治理能力从来不是从天上掉下来的，也不是在风平浪静中凭空构想出来的，而是伴随着公众观念的变迁，经过无数风险磨难，在严峻考验中诞生、完善和发展的。将健康中国建设提升至国家战略地位是国家治理理念与国家发展目标的升华，有助于促使人民群众关注健康，促进健康成为国家、社会、个人及家庭的共同责任与行动。一段时期以来，中国健康领域实际上以疾病治疗为中心，相关制度安排与资源投入亦将重点置于解除疾病的医疗问题上。然而，医学治疗对健康的影响有限，个人行为、生活和社会环境等才是健康更关键的决定因素。健康中国战略要求由疾病治疗全面向健康促进发展，寓健康于万策，发挥中国政治制度的优势，从健康影响因素的广泛性、社会性、整体性出发进行综合治理，这无疑是人民健康观和国家治理政策的优化。

（三）提升国家疫灾治理能力有助于深入推进健康中国战略

重大疫情不仅关乎人类健康与医学发展，更是对国家治理体系和能力的全盘考验。特别是重大疫情发生在中国这个人口突破 14 亿、城镇化率突破 60%的超大型国家。必须以疫灾防控为切入点，充分发挥中国特色社会主义制度在维护社会安定团结，防范化解风险挑战上的巨大优势，增强疫情防控工作的主动性、时效性，加速推进健康中国战略在各个相关领域的具体目标的实现。

1. 疫灾治理契机有助于进一步优化全民医保制度

全民医保制度是全人群共同分担疾病风险、保障人民健康权益和健康公平的兜底性制度安排，是健康中国建设制度安排的基石。目前，我国已基本实现缴费型医疗保险模式下的全民医保目标，社会医疗保险制度的覆盖率已达 95%以上，基本建成保基本、全覆盖的制度框架，且筹资规模和保障待遇在稳定提高。但是，全面医保制度仍面临制度碎片化和公平性不足、筹资机制不完善、管理运行效率不高、医疗费用增长过快、对医疗服务质量监控不力等难题。因此，建设健康中国，要健全全民医保制度、从“扩面提标”向“提质增效”转变，从“病有所医”的“小医保”向“病有良医”的

“大医保”转变，以此撬动医疗服务、分级诊疗、医联体建设、药品流通等各项改革。2018 年 3 月，国务院公布了机构改革方案，其中的一项重要内容是，将原来分散在人力资源和社会保障部、原国家卫生计生委、国家发展改革委以及民政部等部委、与医疗保障相关的职责和功能加以整合，组建国家医疗保障局。这一改革具有时代的必然性，是从“小医保”走向“大医保”的关键一步。新冠肺炎疫情发生后，为了解决广大患者的后顾之忧，贯彻落实党中央、国务院决策部署，国家医疗保障局办公室、财政部办公厅、国家卫生健康委办公厅下发了《关于做好新型冠状病毒感染的肺炎疫情医疗保障的通知》和补充通知，对新型冠状病毒感染的肺炎患者的医保问题做出了具体安排。健康权是人人平等享有的基本权利，全民医保制度作为对健康权益保障的制度化体现，应以疫灾治理为契机，梳理相关政策，立足实际，大胆创新，进一步优化全民医保制度，鼓励有条件的地方积极探索整合居民医保与职工医保制度，破解全面医保制度仍面临的各种难题，加快建立覆盖全民的、最公平、最高效的一元化医保制度。

2. 总结典型疫灾防控工作模式措施有助于增强公众参与健康中国战略主动性

疫灾是一种突发性的社会灾害。在灾害面前，相关部门的主动作为需要强有力的社会治理能力的支撑。如果没有这种支撑，疫情就会肆虐蔓延。以这次新冠肺炎疫情治理为例，病毒一经医学专家确认，党和政府就果断采取多种措施，阻断了一切可能导致大面积蔓延的渠道；并以此为契机，大力开展卫生健康知识和医改政策宣传，及时总结典型地区的防控工作模式及有效的应对措施，宣传和推广，涌现出许多典型疫灾防控工作模式。如天津市委主要领导亲自走进村庄，用大喇叭做起了乡村宣传员，宣传防疫知识；各社区和农村党员干部24小时不间断值班检查，牢牢控制传染病源；武汉火神山医院建设工地的党员突击队、城市社区的党员巡逻队，还有广大乡村的网红村支书，都发声发力……实践表明，这些“群防群治”“联防联治”的治理模式的效力巨大无比。总结类似典型疫灾防控工作模式措施，让社会各界和广大居民深刻认识健康中国战略的伟大意义，重新认识健康就是稳定，健康就是发展的道理，有助于增强公众参与健康中国战略主动性，推动健康中国战略迈上一个新台阶。

3. 重视疫病防治和健康管理有助于控制疫灾的发生

疫病防治既关系着人民的生命安全，也影响着国家的政治稳定。“预防为主”是我国疾病控制形势的实际需要。习近平总书记在2016年8月全国卫生与健康大会上强调指出：“预防是最经济最有效的健康策略。要坚定不移贯彻预防为主方针，坚持防治结合、联防联控、群防群控，努力为人民群众提供全生命周期的卫生与健康服务。”新形势下党的卫生与健康工作方针是“以基层为重点，以改革创新为动力，预防为主，中西医并重，将健康融入所有政策，人民共建共享。”新冠肺炎疫情的发生，更加凸显了“预防为主”健康治理理念的重要性。毋庸讳言，虽然政府已经设立了传染病防治的相关机构，但从社会系统治理的角度来看，目前各地都还缺少一套完善的公共卫生体系、传染病防范体系、ICU重症隔离资源等医疗管理体系。为了全面实现健康中国和全民健康，做好新时期疾病控制工作，必须加快推进医防结合，建立专业公共卫生机构、综合和专科医院、基层医疗卫生机构“三位一体”的重大疾病防控机制和健康管理体系，建立信息共享、互联互通机制，推进慢性病防、治、管整体融合发展，切实防控疫灾发生。

4. 运用大数据等科技手段有助于推进健康治理现代化

国家治理体系和治理能力现代化，离不开现代科技支撑。习近平总书记在中共中央政治局第二次集体学习时强调，大数据发展日新月异，我们应该审时度势、精心谋划、超前布局、力争主动。要建立健全大数据辅助科学决策和社会治理的机制，推进政府管理和社会治理模式创新，实现政府决策科学化、社会治理精准化、公共服务高效化。随着移动互联网、物联网、云计算等信息技术的飞速发展，人类悄然进入了大数据时代。推进健康中国战略必须有技术支撑。以大数据为例，其重大作用体现在各个方面。一是利用大数据可以了解影响健康的相关因素、重要性的相对排序及其变化，包括环境、生活生产方式等。这些情况不能仅靠经验判断，更需要大数据研判分析规律，使得相关健康决策更有针对性和科学性。二是大数据有助于掌握国民的健康状况和主要健康问题，包括公众疾病谱的发展变化及疾病区域结构分布等。三是大数据有助于完善医疗服务体系和医疗保险治理体系。例如，大数据可运用于医保智能审核、优化医保管理和支付方式，还可提供关于患者选择偏好、医疗服务消费心理的信息，进而有助于合理地引导就医行为，促进形成分级诊疗、有序就医的格局。在抗击新冠肺炎疫情战斗中，大数据技术就被用来锁定感染源及密切接触人群，及时发现潜在感染者。一些大数据企业也先后开发了各种应用型 App，如“确诊患者交通工具同乘查询系统”“疫情数据实时更新系统”“发热门诊分布地图”“新型冠状病毒感染自测评估系统”等，这些工具有利于公众做好自身防护，阻断疫情传播，也有助于党和政府科学决策。习近平总书记在中央全面深化改革委员会第十二次会议上强调，要鼓励运用大数据、人工智能、云计算等数字技术，在疫情监测分析、病毒溯源、防控救治、资源调配等方面更好发挥支撑作用。下一步，我们要认真贯彻落实习近平总书记相关指示要求，不断总结成功经验，充分运用大数据技术实现政府决策科学化、社会治理精准化、公共服务高效化，更好地保障人民群众的健康权益。

5. 打造健康环境有助于提升国家疫灾治理能力现代化

从“以疾病为中心”转变为“以健康为中心”，是改革开放以来医疗卫生事业发展的必然趋势，是新时代政府和公众健康观念的进步。健康环境是人民群众健康的重要保障。影响健康的环境因素不仅包括物理、化学和生物等自然环境因素，还包括社会健康心理因素。打造健康环境有助于提升国家疫灾治理能力现代化。在抗击新冠肺炎疫情的战役中，医疗废物包括废水、垃圾如何处置才能保证不会出现次生污染？急需建设的医疗项目环评如何审批？生态环境部出台了做好疫情医疗废物环境管理、医疗废水和城镇生活污水监管、生态环境应急监测、医疗机构辐射安全监管服务保障等多个文件。与此同时，各地环保执法人员等深入疫情防控一线或现场指导医疗废物处置，或进行现场监管。这些举措确保了疫情防控期间环境质量安全。除此之外，相关部门还加大患者心理健康援助与心理危机干预工作力度。国家卫生健康委于2020年2月2日印发《关于设立应对疫情心理援助热线的通知》，要求全国各地为应对疫情应开设专门的心理援助热线，结合本地公众需要提供24小时心理服务。此外，全国众多高校、企业及社会组织也行动起来，开通了面向疫区乃至全国的疫情心理援助服务。阿里健康平台发起的“应对新冠肺炎心理健康援助行动”便是其中之一。2020年2月1日零时起，支付宝公益基金会、阿里健康联合中国心理学会、中科院心理所、北京大学心理与认知科学学院、北京师范大学心理学部、中国社会工作联合会、北京桥爱慈善基金会等国内权威心理机构正式上线“应对新冠肺炎心理健康援助行动”，面向社会提供一对一的心理援助服务，收到良好社会效果。

二、强化提高人民健康水平的制度保障

《决定》提出："强化提高人民健康水平的制度保障。坚持关注生命全周期、健康全过程，完善国民健康政策，让广大人民群众享有公平可及、系统连续的健康服务。"这是新时代中国医保制度改革创新、建设发展的战略任务和核心目标，体现了党对提升人民群众民生福祉的高度重视与坚定决心，为应对突发公共卫生事件、保护人民健康提供了有力的制度保障。必须坚持以人民健康为中心的发展思想，全面贯彻落实党的十九大和四中全会关于坚持和完善民生保障制度的决策部署和推进方略，科学谋划、精心组织、远近结合、整体推进，切实完善我国的公共卫生防疫体系等人民健康保障机制，有效抗击各类重大疫灾。

（一）强化提高人民健康水平的制度保障的重大意义

坚持以人民为中心，是习近平新时代中国特色社会主义思想的重要内容。强化提高人民健康水平的制度保障，是保障和改善民生的必然需要，是让广大人民群众享有公平可及、系统连续的健康服务的客观要求，必须充分认识强化提高人民健康水平的制度保障的重大意义，进一步构建更加成熟定型的卫生健康制度体系，为切实保护人民健康提高人民健康水平，切实提高疫灾治理能力指明方向，有助于推进国家疫灾治理体系和治理能力现代化。

1. 是通过国家制度和国家治理体系建设切实保障和改善民生的必然需要

强化提高人民健康水平的制度保障，是通过国家制度和国家治理体系建设切实保障和改善民生的必然需要，这主要体现在以下几

个方面。第一，人民健康水平的提高具有重要的社会经济意义。一方面，人的全面发展是我国经济社会发展的根本目的，而健康素质是人的全面发展的重要内容和必然要求，也是民族昌盛和国家富强的重要标志；另一方面，我国全面建成小康社会、实现社会主义现代化必须依靠人民的力量，而人的健康是保障和提升人的生产力、创新力的基本前提，是实现经济社会可持续发展的基础条件和有力保障。第二，人民健康水平的提高是衡量人民福祉的改善、人的全面发展、群众基本生活得到保障、民生建设工作得到加强的重要指标，是体现国家制度和治理体系优势的重要标志。当前，在民众基本温饱问题已解决的情况下，人民对物质文化、生活环境提出了更高要求，对健康水平不断提高的期待与日俱增。第三，只有人民健康水平不断提高，才有利于形成充满生机活力而又和谐有序的社会。新中国成立以来特别是改革开放以来，我国卫生健康事业取得显著成就，医疗卫生服务体系日益健全，人民健康素质持续提高。党的十八大以来，全国城乡医疗卫生服务水平继续大幅提高，人民健康状况稳步迈上新的台阶，目前我国居民主要健康指标总体优于中上收入国家平均水平。同时也要看到，健康事业涉及面很广，同医疗卫生领域联系最为紧密，也同经济、环境、资源、交通、农业、食品、就业、教育、住房等领域密切相关，工业化、城镇化、人口老龄化、疾病谱变化、生态环境及生活方式变化等问题，对维护人民健康工作带来新的挑战，迫切需要从完善国家制度和国家治理层面统筹解决事关人民健康的重大和长远问题。2020 年是脱贫攻坚决战决胜之年，我们又突遭新冠肺炎疫情，健康水平更加成为影响脱贫的重要因素。为切实保障和改善民生，我们必须通过国家制度和国家治理体系建设保障和提高民众的健康水平，以解决因病致贫、因疫返贫问题，坚决打赢健康脱贫攻坚战。

2. 是让广大人民群众享有公平可及、系统连续的健康服务的客观要求

统筹健康服务发展是我们党治国理政的重点任务之一。人民健康关系千家万户安定幸福、国家长治久安，健康服务是人民过上美好生活的迫切需要，我们党把坚持以人民为中心的发展思想、坚持为人民健康服务，作为我国卫生与健康事业始终坚持的方向。从党的十九大报告要求“为人民群众提供全方位全周期健康服务”，到《决定》强调“让广大人民群众享有公平可及、系统连续的健康服务”，都彰显了我们党全心全意为人民服务的根本宗旨和崇高情怀。从现在起到2035年，我国经济社会持续稳定发展将为维护人民健康奠定坚实基础，消费结构升级将为发展健康服务创造广阔空间，科技创新将为提高人民健康水平提供有力支撑。同时，社会对健康投资和消费需求也将生成新的经济增长点乃至支柱产业，尤其是沿着坚持和完善中国特色社会主义制度、推进国家治理体系和治理能力现代化的既定步骤，更加完善的各方面制度势必为健康服务构筑强大保障。同时，在抗击新冠肺炎疫情中，广大群众更加体会到了健康的重要性，更加迫切要求享有公平可及、系统连续的健康服务。必须进一步强化提高人民健康水平的制度保障，切实回应广大人民群众健康心声。

（二）现阶段强化提高人民健康水平的制度保障的有利条件

2016年8月，习近平总书记在全国卫生与健康大会上强调，没有全民健康，就没有全面小康。当前，我国社会主要矛盾已发生转化。在基本温饱问题已解决的情况下，人民对社会物质文化、生活环境提出了更高要求，对健康水平不断提高的期待也与日俱增。事实上，经过改革开放40多年的发展，我国已具备一定的强化提高人

民健康水平的制度保障的有利基础条件：

1. 经济实力的提升为创新发展战略提供了有力的支持

目前，我国已发展成为世界第二大经济体。党的十九届五中全会通过的《中共中央关于制定国民经济和社会发展第十四个五年规划和二〇三五年远景目标的建议》（以下简称《建议》）指出，“十三五”时期，我国“经济实力、科技实力、综合国力跃上新的大台阶，经济运行总体平稳，经济结构持续优化，预计二〇二〇年国内生产总值突破一百万亿元”。2020 年，我国将全面建成小康社会，实现第一个百年奋斗目标。城乡居民人均收入、住房面积、教育水平、医疗资源等方面均达到一定水平，有利于提升人民健康水平。同时，我国经济已由高速增长阶段转向高质量发展阶段，公共服务供给端的不断升级将降低城乡居民的医疗负担，为提升人民健康水平保驾护航。创新驱动发展战略将有力推动各领域全面创新，使人民更便捷、高效、安全地获得质优价廉的健康保障服务。

2. 人民健康水平和医保制度建设已具备较好基础

当前，我国人民健康水平和医保制度建设已具备较好基础，为强化提高人民健康水平的制度保障提供了有利条件。即以城乡居民健康水平来说，2018 年我国居民平均预期寿命达 77 岁，孕产妇死亡率为 18.3/10 万，婴儿死亡率为 6.1‰，达到我国历史最好水平，总体上优于中高收入国家平均水平。2018 年我国卫生总费用为 59122 亿元，占 GDP 的比重达到 6.6%，其中政府和社会卫生支出占比为 71.4%，均达到数十年来最高点。医疗保障制度建设也日趋成熟和完善，我国已形成较为完善的医保制度，基本覆盖全体城乡居民，兜底保障作用日益凸显。

3. 具有坚持全国一盘棋、集中力量办大事的制度优势

制度优势是一个国家的重大优势。坚持全国一盘棋、集中力量

办大事，是中国特色社会主义显著制度优势之一。强化提高人民健康水平的制度保障，涉及从国家到地方的多领域多层次多方面，对国家治理体系和治理能力的系统性、整体性、协同性提出了更高的要求。新冠肺炎疫情发生后，党中央、国务院高度重视，习近平总书记作出重要指示，要把人民群众生命安全和身体健康放在第一位，组织各方力量开展防控，坚决遏制疫情蔓延势头。国家卫健委还成立专门的应对处置疫情工作领导小组，指导地方做好疫情应对处置工作，并迅速启动联防联控机制。全国上下团结一致、严阵以待，为有效防止疫情扩散提供了有力保障。

（三）强化提高人民健康水平的制度保障的基本原则

原则决定方向。强化提高人民健康水平的制度保障，是中国特色社会主义条件下的制度建设，绝非其他任何主义条件下的制度建设。新时代，强化提高人民健康水平的制度保障，必须增强“四个意识”、坚定“四个自信”、做到“两个维护”，始终不渝地坚持好以下几个基本原则。

1. 坚持以习近平新时代中国特色社会主义思想为指导

《中国共产党章程》指出，习近平新时代中国特色社会主义思想是对马克思列宁主义、毛泽东思想、邓小平理论、“三个代表”重要思想、科学发展观的继承和发展，是马克思主义中国化最新成果，是党和人民实践经验和集体智慧的结晶，是中国特色社会主义理论体系的重要组成部分，是全党全国人民为实现中华民族伟大复兴而奋斗的行动指南，必须长期坚持并不断发展。毫无疑问，习近平新时代中国特色社会主义思想也是坚持和完善中国特色社会主义制度、推进国家治理体系和治理能力现代化的根本遵循。强化提高人民健康水平的制度保障，必须坚持以习近平新时代中国特色社会主义思想为指导。坚持以习近平新时代中国特色社会主义思想为统领，就要全面认真地学习习近平总书记关于治国理政的一系列著述，特别是要学懂、弄通、悟透、落实好习近平总书记关于高度重视改善民生、完善优化社会保障、强化提高人民健康水平的制度保障等重要思想和论述。人民利益、民生改善、健康保障在习近平总书记心中是最关注、最惦记、最放心不下的要务。习近平总书记这种“我将无我，不负人民”，一切为了人民的殷殷深情、深邃思想和精辟论述，是他的民生保障思想的显著特征和强大力量，也是他特别重视用制度解决根本性、全局性、长期性问题的家国情怀和人文底蕴。为人民生命全周期、健康全过程提供健康服务和制度保障，是最现实、最直接、最具体的为人民谋幸福的实践，是当之无愧的伟大事业。强化提高人民健康水平的制度保障，既要深谙制度建设之道和治理效能之要，又要满怀对人民的深厚感情，才可能无怨无悔地、全身心地投入其中，才可能忠信笃行、久久为功，直抵成功的愿景。

2. 全面贯彻落实党的十九大和党的十九届四中全会关于坚持和完善民生保障制度的决策部署和推进方略

党的十九大报告为新时代实施健康中国战略擘画了宏伟蓝图。《决定》又从国家治理现代化的全局和战略高度，对坚持和完善民生保障制度，进一步明确了坚持和完善的基点、重点和推进方略。在十九大报告擘画的基本架构内，党的十九届四中全会对民生和健康制度保障方面的表述更多、更全面。这不但有着严谨科学的理论自洽和逻辑自洽，而且又有了创新性的深化和拓展，为强化提高人民健康水平的制度保障勾勒了更为透彻明晰的全景图谱。按照《决定》部署的重点，一是坚持关注生命全周期、健康全过程，完善国民健康政策，把健康融入所有相关政策体系，覆盖预防、医疗、康复、健康促进等健康服务各环节；二是深化医药卫生体制改革，健全基本医疗卫生制度，提高公共卫生服务、医疗服务、医疗保障、药品供应保障水平，并加快现代医院管理制度改革；三是坚持以基层为重点、预防为主、防治结合、中西医并重，加强公共卫生防疫和重大传染病防控，健全重特大疾病医疗保险和救助制度；四是聚焦增强人民体质，健全促进全民健身制度性举措。通过以上制度措施，促进我国从“人口红利”尽快转向“健康红利”，全方位全周期维护和保障人民健康，大幅提高和显著改善人民健康水平，从而为实现“两个一百年”奋斗目标和中华民族伟大复兴中国梦奠定坚实的国民健康基础。

3. 促进以治病为中心向以健康为中心转变

强化提高人民健康水平的制度保障，是一项浩繁的社会系统工程。关系诸多领域和环节，工作千头万绪，必须按照党的十九大的重大部署和《决定》的新要求，紧紧围绕人民群众最关心最直接最现实的健康问题，牢固树立“健康第一”“大卫生、大健康”理念，把实施健康中国战略及其阶段性行动作为重大民生工程，促进以治病为中心向以健康为中心转变，营造有利于健康的生活方式、生态环境、社会环境，把强化健康事业制度保障作为社会系统工程，纳入坚持和完善中国特色社会主义制度、推进国家治理体系和治理能力现代化的总体布局，加快形成普及健康生活、优化健康服务、完善健康保障、建设健康环境、发展健康产业的长效机制。要本着“破”与“立”并举，“制”与“治”融通的要求，把制度改革、建设、发展的着力点，由以疾病治疗保障为重点转变为以促进健康为中心。这种“转变”，如同改革创新一样，是民生保障制度建设的否定之否定。以健康为中心的内涵非常宽泛宏阔，至少应将健康教育、健康生活、健康服务、健康管理、健康保障、健康环境、健康政策、健康产业等进行深度融合、统筹谋划、协同发展。尤其是要将健康融入国家发展的所有政策之中。这样，才能真正形成以健康为中心的保障大格局；这样，强化包括疫灾治理体系在内的提高人民健康水平的制度保障才能卓有成效。

4. 培塑和强化制度体系建设的新思维新理念，全面建成一整套更加成熟更加定型的医疗保障制度体系

党的十八大以来，以习近平同志为核心的党中央创造性提出了制度体系建设的全新命题，并明确了“于法周延、于事有效”的原则和要求。党的十九届四中全会又从国家治理现代化的全局和战略高度专题集中研究制度建设，这无论是在我们党的历史上，还是在共和国的历史上，都是无先例可循的伟大创举。《决定》关于制度建设有一系列新提法、新论断、新论述，譬如将制度分为根本制度、基本制度、重要制度；明确了各项制度必须坚持的基点、完善和发展的方向；突出守正创新、开拓进取；突出系统集成、协同高效；强调用制度解决根本性、全局性、长期性问题，等等。《决定》突出强调要巩固现有改革方向，形成“一整套更加成熟、更加定型”的制度体系，以坚实的制度保障满足人民日益增长的美好生活需要。总之，党的十九届四中全会关于制度体系建设的一系列重要论断和论述，是治国理政学说的新建树、新成果；是对人类社会制度文明的新发展、新贡献；也是对我国包括医疗保障在内的民生制度、社会保障制度体系建设的新跨越、新指南。

实践表明，一个单项制度建设比较快，但制度效能、优势难以充分发挥，也难以行稳致远。只有由建立全民基本医疗保险制度发展为全面建成一整套相互贯通、相互配合、相互支撑、相互给力的更加成熟、更加定型的医疗保障制度体系，才可能使人民健康福祉的制度根基更加坚实牢固，行稳致远，才可能更好、更充分地发挥制度的功能和优势，给人民提供更加公平可及、系统连续、长久可靠的健康保障。因此，践行党的十九届四中全会精神和提高人民健

康水平的制度保障，强化提高人民健康水平的制度保障，就必须培塑和强化制度体系建设的新思维新理念。只有这样，才可能全面建成完整的制度体系，人民健康福祉的制度根基才可能坚实牢固，才可能行稳致远，制度的功能和优势才可能充分释放和发挥。

5. 全面提升制度的执行力，把中国特色医疗保障制度优势更好转变为治理效能

制度的生命力在于执行。党的十九届四中全会提出了将制度优势转化为国家治理效能的崭新命题。坚持和完善中国特色社会主义制度，从本质意义上说，就是为了要执行好这个制度，推进国家治理体系和治理能力现代化。医疗保障制度是国家的一项基本制度，也是国家治理体系的重要组成部分，是国家长治久安不可或缺的制度安排。强化提高人民健康水平的制度保障，坚持和完善中国特色的医疗保障制度，同样也是为了推进医保治理体系和治理能力现代化，全面提升人民健康福祉的质量和水平。

当然，保障和提高我国人民健康水平，任重而道远，不断面临着新的困难和挑战。保护全国人民健康，不但需要政府的重视和投入，也离不开广大人民的共同参与。《决定》指出，“着力固根基、扬优势、补短板、强弱项、构建系统完善、科学规范、运行有效的制度体系，加强系统治理、综合治理、源头治理，把我国制度优势更好转化为国家治理效能”。党员干部一方面要带领广大人民群众不断提高坚持和完善中国特色医疗保障制度的定力和能力，不断提高把制度优势更好转化为治理效能的动力和能力；另一方面要争当建设制度、执行制度、遵守制度的表率，满怀深情、满腔热情地投入强化提高人民健康水平的制度保障、全面建成更加成熟更加定型的具有中国特色的高质量医疗保障制度体系的伟大事业中去，切实发挥中国特色社会主义疫灾治理体系和治理能力的各项优势。

第七章　推进国家疫灾治理体系和治理能力现代化

习近平总书记在全国抗击新冠肺炎疫情表彰大会上的讲话中指出："我们要加快补齐治理体系的短板弱项，为保障人民生命安全和身体健康夯实制度保障。这场抗疫斗争是对国家治理体系和治理能力的一次集中检验。要抓紧补短板、堵漏洞、强弱项，加快完善各方面体制机制，着力提高应对重大突发公共卫生事件的能力和水平。"党的十九届五中全会通过的《建议》要求："完善突发公共卫生事件监测预警处置机制，健全医疗救治、科技支撑、物资保障体系，提高应对突发公共卫生事件能力。"社会主义作为人类社会的伟大事业，是不断发展、不断前进的。中国特色社会主义疫灾治理体系和治理能力已经展现多方面显著优势，但也存在前进和发展的空间。历史表明，作为勇于自我革命的伟大政党，新中国成立以来，我们党在探索实践中不断完善国家治理体系，提升国家治理能力。确保人民群众生命安全和身体健康，是我们党治国理政的一项重大任务。必须深入贯彻落实党中央指示精神，紧紧围绕中央全面深化改革委员会第十二次会议战略部署，增强"四个意识"、坚定"四个自信"、做到"两个维护"，既立足当前，科学精准打赢疫情防控阻击战，又要放眼长远，总结经验、吸取教训，针对这次抗击疫情暴露出来的短板和不足，抓紧补短板、堵漏洞、强弱项，该坚持的坚持，该完善的完善，该建立的建立，该落实的落实，不断完善重大疫情防控体制机制，健全国家公共卫生应急管理体系，深入推进国家疫灾治理体系和治理能力现代化。

一、强化公共卫生法治保障

中央全面依法治国委员会第三次会议审议通过了《中央全面依法治国委员会关于依法防控新型冠状病毒感染肺炎疫情、切实保障人民群众生命健康安全的意见》等，全面提高依法防控依法治理能力，为疫情防控提供有力法治保障。公共卫生环境治理是实现健康中国战略的重要途径，全社会应该共同努力，改善公共卫生条件，预防控制传染病和其他疾病流行。此次应对新冠肺炎疫情暴露出的公共卫生问题，值得人们正视和研究，应以此为契机完善疫情防控相关立法，加强配套制度建设，完善处罚程序，强化公共卫生的法治保障，构建系统完备、科学规范、运行有效的疫情防控法律体系。必须认真贯彻落实中央相关指示要求，全面依法履行职责，切实强化公共卫生法治保障，坚持运用法治思维和法治方式提升疫灾治理水平，切实保障人民群众生命健康安全。

（一）全面加强和完善公共卫生领域相关法律法规建设，认真评估传染病防治法、野生动物保护法等法律法规的修改完善

随着国家法律建设的不断完善和加强，我国公共卫生法律法规体系也得到了全面发展。我国公共卫生法律体系由纵向四个层次和横向五大领域构成。纵向四个层次为卫生法律、行政法规、部门规章以及地方性法规及卫生标准。横向五大领域，由传染病预防控制、职业病防治、以食品和化妆品为主体的产品卫生管理、公共场所和学校卫生管理和突发公共卫生事件应急制度构成。作为卫生法制的

重要组成部分，改革开放以来，我国的公共卫生法律体系建设，已实现了历史性的跨越，从几近空白发展到体系相对完整。我国的公共卫生法律建设是在改革开放、社会转型的特殊时代背景下进行的，随着社会的变迁，公共卫生法律建设面临两方面任务。

一方面，卫生立法还有空白，需要不断制定新的法律。首先，在疾病控制方面，目前重治疗、轻预防的倾向依然存在，预防保健工作还不能完全适应人民群众不断增长的健康需求。因此，在加强和完善卫生法律制度建设中，仍必须高度重视和切实加强公共卫生领域的法制建设。其次，公共卫生立法的重点，应着力加强公共卫生管理，有效整合卫生资源，增加政府对公共卫生事业的投入，加大公共卫生基础设施建设力度，加强环境卫生体系建设，为公民健康提供良好的公共卫生服务。同时要特别注重提高全民的公共卫生意识，调动全社会力量，广泛开展卫生科普知识宣传，深入开展爱国卫生运动，倡导良好的卫生习惯，共同做好疾病预防控制工作。

另一方面，要对已经不适应发展需要的法律法规进行修订或废除。如《传染病防治法》是由上海甲肝暴发和“非典”流行催熟的。《传染病防治法》实施后，对于预防、控制和消除传染病的发生和流行，发挥了重要的作用。但随着 2003 年“非典”的流行，已有 15 年历史的传染病防治制度，仍暴露出了很多缺陷。如对传染病暴发、流行监测和预警的能力较弱；疫情信息报告、通报渠道不畅；医疗机构对传染病患者的救治能力、院内交叉感染控制能力薄弱；疾病预防控制的财政保障不足等，直接影响传染病防治的进行和效果。2004 年，《传染病防治法》的修订被列入全国人大当年的立法计划。从 4 月初到 8 月底，《传染病防治法》的整个修订工作，仅仅用时五个月就全部完成，并通过审议批准实施。现行《传染病防治法》于

2013 年 6 月 29 日修订。新修订后的《传染病防治法》，重点完善了以往法律规定的不足，成为比较完善的防治传染病的法律制度。《传染病防治法》几经修订，充分反映了社会各界对《传染病防治法》修订的紧迫性和对制度完善的普遍共识。现行的《野生动物保护法》主要是保护珍贵、濒危野生动物，大量野生动物不在保护管理范围，包括绝大多数的蝙蝠、鼠类、鸦类等传播疫病高风险物种。为了做好重大公共卫生安全风险的源头控制，要进一步健全野生动物保护方面的法律制度，加强执法监督，严厉打击野生动物非法交易，坚决革除滥食野生动物的陋习。从此次疫情看，目前新冠肺炎普遍被认为是从野生动物而来，完全属于生物安全立法调节的范围，需要作出有针对性的法律规范，同时需要与现行法律衔接，尤其是要与野生动物保护法的修改统筹考量。

（二）把生物安全纳入国家安全体系，系统规划国家生物安全风险防控和治理体系建设，全面提高国家生物安全治理能力

国家安全是国家的基本利益，国家安全体系包括政治安全、国土安全、军事安全、经济安全、文化安全、社会安全、科技安全、信息安全、生态安全、资源安全、核安全等。习近平总书记在主持召开中央全面深化改革委员会第十二次会议并发表重要讲话时强调，要从保护人民健康、保障国家安全、维护国家长治久安的高度，把生物安全纳入国家安全体系，系统规划国家生物安全风险防控和治理体系建设，全面提高国家生物安全治理能力。生物安全直接关系到人民健康、社会安定和国家安全，是人类对抗病毒疫情的第一道防线。进入 21 世纪以来，全球新发突发传染病疫情不断出现。“非典”、甲型 H1N1 流感、高致病性 H5N1 禽流感、高致病性 H7N9 禽流感、发热伴血小板减少综合征、中东呼吸综合征、登革热、埃博

拉、寨卡等重大传染病疫情不时暴发。特别是 2019 年末新冠肺炎疫情的暴发，对我国的人民群众健康和经济发展造成了严重影响。尽管这些疫情的传播源不同，有的是来自生物的入侵，有的来自人为合成的病毒传播，但最终结果都给人类造成巨大灾难。生物安全问题已经不再是简单的实验室问题，而是上升成为社会问题、国家安全问题。加强国家生物安全风险防控和治理体系建设，全面提高国家生物安全治理能力，已经成为一项重大而紧迫的任务。

第一，加快构建国家生物安全制度体系，为国家生物安全提供强有力的制度遵循。

中央把生物安全上升到国家安全体系层面，不仅仅是对生物安全的重视，更是要突出对生物安全防控和治理体系建设，通过一整套制度体系的构建，使之成为国家生物安全治理的规则系统，成为生物研究与结果运用的行为规范，用制度的边界规范行为的边界，为国家生物安全提供强有力的制度遵循。因此，我们一方面要坚持和完善现有制度，“认真评估传染病防治法、野生动物保护法等法律法规的修改完善”“健全国家公共卫生应急管理体系”；另一方面，要从保护人民健康、保障国家安全、维护国家长治久安的实际出发，及时制定一些新的制度，如生物研究及结果运用、防护物质保障、医疗救治实施、社会防控等法规制度，构建系统完备、科学规范、运行有效的国家生物安全法律法规体系、制度保障体系。切实保障生物安全风险防控与生物安全治理的制度供给，以良法善治全面提高国家生物安全治理能力。

第二，把国家生物安全人才队伍建设作为重要工作来抓。

知识就是力量，人才就是未来。我们必须发挥好人才作为第一资源的重要作用。近 20 年来各类疫情发生后的防控实践表明，要确保国家生物安全，不仅需要法规制度体系的建立与完善，还需要以更强大的科技进步来应对。归根结底，人才是关键。以新冠肺炎疫情防控为例，疫情病原查找研究、感染者救治、疫苗研发、药品研制、防控措施制定等工作，都需要大批优秀的病学专家、传染病防治专家、生物科技专家等专业人才作为支撑。不断筑牢国家生物安全治理人才支撑，一方面是加强国家生物安全人才的表现，科学建立生物安全专业人才培养机制，以人才促进生物科技创新和应用，形成影响世界生物科技创新格局，不断推动生物科技的安全发展，为世界生物科技进步贡献中国力量；另一方面是广揽优秀人才，聚天下英才而用之，加强与国际合作，建设一支政治强、业务精、作风好的强大队伍，集中优势力量，加强国家生物安全研究，不断找到能直接感染或间接破坏环境而导致对人类、动物或者植物的真实或者潜在的危险，有效防范影响人民生活、经济发展、生态环境等国家安全的生物威胁。

（三）尽快推动出台生物安全法，加快构建国家生物安全法律法规体系、制度保障体系

在新冠肺炎疫情防控中，公众已经意识到，生物安全问题是国家安全的重要组成部分，填补此领域“基本法”的空缺已刻不容缓。习近平总书记在中央全面深化改革委员会第十二次会议上要求，要尽快推动出台生物安全法，加快构建国家生物安全法律法规体系、制度保障体系，这为中国的生物安全立法按下了“加速键”。

国际社会非常重视通过构建国家生物安全法律法规体系、制度保障体系加强生物安全的保护，1992 年制定了包括生物安全内容在内的综合性条约《关于环境与发展的里约宣言》、《21 世纪议程》和专门性条约《生物多样性公约》。之后为了落实《生物多样性公约》，其成员国制定了《生物多样性公约卡塔赫纳生物安全议定书》。我国

作为生物资源大国，是生物多样性公约的成员国，已经制定了一批与生物安全有关的法律法规，一些部门制定了一些专门的部门规章和标准。但总体来看，这些法律法规相互之间有机协调不够，实施起来难免出现立法空白、立法冲突、体制不衔接和法律实施效能不高等问题。按照我国的立法传统和法制实施需要，有必要制定一部对我国生物安全保护作出系统性体制安排、系统性制度构建和系统性机制创新的基础性、综合性法律。在此背景下，2019 年 10 月 21 日，《中华人民共和国生物安全法（草案）》首次提请十三届全国人大常委会第十四次会议审议。目前，该法草案即将进入二审。若如期得以通过，将从法律层面向国际社会宣告表明中国的生物安全保护立场和态度，展示中国保护生物安全的制度化对策和负责任举措。

二、改革完善疾病预防控制体系

党的十九届五中全会通过的《建议》要求："改革疾病预防控制体系，强化监测预警、风险评估、流行病学调查、检验检测、应急处置等职能。"上医治未病。疾病预防控制工作历来是公共卫生服务的重要组成部分，是历次医药卫生体制改革的重点内容。新的时代，我们必须进一步明确新时期疾病预防控制工作发展方向，健全完善工作机制和服务体系，切实提升疾病预防控制服务能力和水平，保障公共卫生安全和人民群众身体健康。

（一）坚决贯彻预防为主的卫生与健康工作方针，坚持常备不懈，将预防关口前移，避免小病酿成大疫

卫生工作方针是国家指导卫生事业发展的重要指导原则和基本

思想，是卫生基本政策的总概括，是指导国家各项卫生工作和制定具体卫生政策的依据。1997年1月，《中共中央、国务院关于卫生改革与发展的决定》曾提出卫生工作的方针："以农村为重点，预防为主，中西医并重，依靠科技与教育，动员全社会参与，为人民健康服务，为社会主义现代化建设服务。"在这个方针的指引下，我们不仅显著提高了人民健康水平，而且开辟了一条符合我国国情的卫生与健康发展道路。党的十八届五中全会从维护全民健康和实现长远发展出发，提出"推进健康中国建设"新目标。为适应新形势新任务，在2016年8月19日至20日召开的全国卫生与健康大会上，习近平总书记提出新时期我国卫生与健康工作新方针："要坚持正确的卫生与健康工作方针，以基层为重点，以改革创新为动力，预防为主，中西医并重，将健康融入所有政策，人民共建共享。"

"预防为主"是我国卫生工作的重要内容，是新中国成立以来我国卫生和健康工作始终不变的方针，也是我国公共卫生的主要经验之一，为我国居民健康状况的改善和健康水平的提高做出了重要贡献，使我国以中低收入国家的经济水平和较低的医疗卫生投入实现了中高收入国家的健康水平。但相对于疾病预防和健康促进，我国当前的医改更加注重疾病治疗。就目前的情况看，我国大量的卫生资源投入了医院，而不是用于预防。我国政府向以"治疗为主"的医院投入了大量的卫生资源，虽然在一定程度上提高了居民卫生服务利用，但居民两周患病率和慢性病患病率迅速增长，居民的医疗经济负担仍然较高。这种"治疗为主"的卫生保健模式导致了医院越来越多、病人越来越多、投入越来越多，然而公众健康未见改善，还导致巨大的医疗资源花费在重病大病的抢救上甚至临终关怀上。未来，我们要逐步改变以疾病为中心的导向，彻底树立并切实遵循"预防为主"的卫生工作方针，将重心聚焦到疾病预防和健康促进上来，实现“以疾病治疗为中心”到“以健康促进为中心”的转变，重视促进基本公共卫生服务均等化，通过疾病预防、健康保护和健康促进不断提高公众健康水平。

（二）健全公共卫生服务体系，优化医疗卫生资源投入结构，加强农村、社区等基层防控能力建设，织密织牢第一道防线

习近平总书记在全国卫生与健康大会上强调指出：“坚持基本医疗卫生事业的公益性，不断完善制度、扩展服务、提高质量，让广大人民群众享有公平可及、系统连续的预防、治疗、康复、健康促进等健康服务。”在2003年传染性非典型肺炎危机后，党中央、国务院即明确提出要加快全国疾病预防体系建设。经过十余年的建设，疾病预防控制工作仍面临诸多挑战。一方面，传统的传染病防控形势依旧严峻，中东呼吸综合征、埃博拉出血热、寨卡病毒病等新发突发传染病时有发生，境外输入传染病风险加大。另一方面，恶性肿瘤、心脑血管疾病等慢性非传染性疾病已经成为居民主要死因，精神疾病等发病率也呈上升趋势，各类疾病负担依然沉重，医疗卫生总费用持续攀升，防病控病的任务仍然艰巨，必须进一步健全公共卫生服务体系，优化医疗卫生资源投入结构。同时，基层是疫情防控的第一道防线。在新冠肺炎疫灾治理期间，全国各地大到省、市，小至乡村、社区，据守阵地，精准识别，缩小包围圈，拉紧防控网，有效抑制了疫情蔓延，为打赢疫情阻击战赢得了宝贵时间和有利空间。接下来应及时总结经验做法，增优势、补弱项，进一步加强基层防控能力建设，努力把第一道防线织得更密更牢。

首先，要提高广大基层群众的健康意识，防病意识和防病能力。加强疫情防控知识的宣传普及，编制疾病和疫情知识各种宣传资料，通过多种形式加强健康宣教，减少参加大型聚集性活动，尤其是出现了症状以后要及时就医。其次，抓住农民群众这个突出的短板。与城镇相比，与发达地区相比，农村医疗卫生服务体系仍显薄弱，农村人口健康水平差距明显，而且城乡差距有进一步拉大的趋势。具体表现在以下几个方面：一是农村医疗卫生服务体系不健全，城乡资源配置失衡。现有乡镇卫生院不少功能缺失，无法承担基本医疗服务，村级医疗卫生网基础更为薄弱，相当多的村办卫生室名不符实。二是农村卫生投入不足，农民医疗负担偏重，以致农民因病致贫、因病返贫情况时有发生。三是农村卫生基础设施薄弱，基本设备短缺，难以有效满足农村基本医疗需求。四是农村医疗卫生队伍建设滞后，整体素质偏低。同时，由于农村条件艰苦、收入偏低等原因，农村卫技人才外流严重。五是农村医疗卫生机构服务能力和水平偏低，管理不尽如人意，存在城市大医院“人满为患”与基层医疗机构“门庭冷落”的明显反差。国际经验表明，医疗卫生资源利用量科学合理的结构应呈“金字塔”形。从国际看，60%～80%在基层机构，20%～40%在大医院和专科医院。而我们正好相反，呈“倒金字塔”形，从而加剧了农村“看病难、看病贵”问题。六是部分地方对农村卫生存在认识偏差，改革推进不平衡，对新一轮农村医改，部分地方存在观望、畏难情绪，政策措施落实不到位，改革推进不尽理想。我们要强化政府主导责任，加大财政投入，切实改善农村基本卫生服务条件，构筑农村医疗卫生设施建设的新基础，实现基本公共医疗卫生服务全覆盖，着力解决农村群众“看病难、看病贵”问题。坚持改革创新，基本建立“大院带小院、县院带乡镇、乡镇带村级”的城乡医疗卫生统筹发展新机制，致力于促进政府医疗资源配置效率与群众服务满意度双提升，通过改革整合城乡医疗卫生资源，提高配置效率，促进均衡发展，从制度上提高城乡医疗资源的整体运行效率和服务水平。

（三）加强公共卫生队伍建设，健全执业人员培养、准入、使用、待遇保障、考核评价和激励机制

人才是第一资源。加强公共卫生人才建设是促进卫生事业快速发展的一项重要举措。推进乡村公共卫生体系建设，需要夯实专业人才队伍基础。卫生人员是完善公共卫生体系的重要力量，其中，专业卫生技术人员的比重与公共卫生建设的程度密切相关。据2019年发布的《2018年我国卫生健康事业发展统计公报》显示，全国卫生人员总数由2017年的1174.9万人增至2018年的1230万人。公共卫生人才队伍建设应突出抓好以下几项工作。

一是强化基层医务人员的培训机制，加强人才教育培训。积极鼓励从业人员进行在岗、离岗培训、进修，提高其业务能力和水平。基层医务人员是公共卫生体系人才队伍建设的主力军，提升其专业素质是关键环节。为此，既要举办常态化的培训班，夯实其卫生理论基础，又要帮助他们到地区专业医院进行阶段性实地访问学习，提高其治疗水平。二是强化工作考核奖惩。对卫生技术人员进行定期的检查和考核，对于工作优异的予以奖励，对不能胜任工作者进行惩处，激发促进从业者加强业务学习。三是优化卫生人才选拔。强化公共卫生专业人才引进机制。可以制定切实可行的激励机制，吸引高等医学院校的毕业生。根据各单位人员设置及岗位要求，每年组织招聘考试，引进大量公共卫生服务人才，壮大队伍。四是努力提高福利待遇。采取各种措施，努力提高基层从业人员的福利待遇，从而稳定队伍，让从业人员安心工作。五是继续完善支农医疗卫生机制，定期安排卫生专家到农村开展讲座和坐诊，增加村民的

医疗知识，实现大病、重病早发现、早治疗。

（四）持续加强全科医生培养、分级诊疗等制度建设，推动公共卫生服务与医疗服务高效协同、无缝衔接，健全防治结合、联防联控、群防群治工作机制

党中央历来高度重视全科医生队伍建设。党的十九大报告明确要求“加强基层医疗卫生服务体系和全科医生队伍建设”。2016年，习近平总书记在全国卫生与健康大会上强调要求树立大卫生、大健康观念，把以治病为中心转变为以人民健康为中心，关注生命全周期、健康全过程，把健康“守门人”制度建立起来。全科医生队伍是健康的重要“守门人”，必须抓紧培养。

分级诊疗制度是指按照疾病的轻、重、缓、急及治疗的难易程度进行分级，不同级别的医疗机构承担不同疾病的治疗，实现基层首诊和双向转诊。分级诊疗体系主要目的是控制人口因高质量医疗服务的集中而过度集中，同时通过提供成本较低的医疗服务来控制医疗费用。建立分级诊疗制度，是我国合理配置医疗资源、促进基本医疗卫生服务均等化的重要举措，也是深化医药卫生体制改革、建立中国特色基本医疗卫生制度的重要内容，对于促进医药卫生事业长远健康发展、提高人民健康水平、保障和改善民生具有重要意义。

分级诊疗制度的实施细则，一是基层首诊。坚持群众自愿、政策引导，鼓励并逐步规范常见病、多发病患者首先到基层医疗卫生机构就诊，对于超出基层医疗卫生机构功能定位和服务能力的疾病，由基层医疗卫生机构为患者提供转诊服务。二是双向转诊。坚持科学就医、方便群众、提高效率，完善双向转诊程序，建立健全转诊指导目录，重点畅通慢性期、恢复期患者向下转诊渠道，逐步实现

不同级别、不同类别医疗机构之间的有序转诊。三是急慢分治。明确和落实各级各类医疗机构急慢病诊疗服务功能，完善治疗—康复—长期护理服务链，为患者提供科学、适宜、连续性的诊疗服务。急危重症患者可以直接到二级以上医院就诊。四是上下联动。引导不同级别、不同类别医疗机构建立目标明确、权责清晰的分工协作机制，以促进优质医疗资源下沉为重点，推动医疗资源合理配置和纵向流动。

分级诊疗制度中关于全科医生的队伍建设重点，一是通过基层在岗医师转岗培训、全科医生定向培养、提升基层在岗医师学历层次等方式，多渠道培养全科医生，逐步向全科医生规范化培养过渡；二是实现城乡每万名居民有2—3名合格的全科医生；三是加强全科医生规范化培养基地建设和管理，规范培养内容和方法；四是提高全科医生的基本医疗和公共卫生服务能力，发挥全科医生的居民健康“守门人”作用；五是建立全科医生激励机制，在绩效工资分配、岗位设置、教育培训等方面向全科医生倾斜；六是加强康复治疗师、护理人员等专业人员培养，满足人民群众多层次、多样化健康服务需求。

三、改革完善重大疫情防控救治体系

重大疫情防控救治工作必须坚持政府强有力的领导，充分发挥重大疫情防控救治工作协作机制的作用，统筹协调管理重大疫情防控救治工作，研究提出重大疫情防控救治工作方针政策，及时解决防控工作中的重大问题，形成政府主导、多部门配合、社会防范参与的联防联控工作局面。习近平总书记在中央全面深化改革委员会第十二次会议上强调，要健全科学研究、疾病控制、临床治疗的有效协同机制，及时总结各地实践经验，形成制度化成果，完善突发重特大疫情防控规范和应急救治管理办法。要平战结合、补齐短板，健全优化重大疫情救治体系，建立健全分级、分层、分流的传染病等重大疫情救治机制，支持一线临床技术创新，及时推广有效救治方案。要鼓励运用大数据、人工智能、云计算等数字技术，在疫情监测分析、病毒溯源、防控救治、资源调配等方面更好发挥支撑作用。必须全面把握中央相关战略部署，不断改革完善重大疫情防控救治体系。

（一）健全重大疫情应急响应机制，建立集中统一高效的领导指挥体系，做到指令清晰、系统有序、条块畅达、执行有力，精准解决疫情第一线问题

习近平总书记在全国抗击新冠肺炎疫情表彰大会上的讲话中指出："我们要坚持底线思维、增强忧患意识，有效防范和化解前进道路上的各种风险。"要实现国家治理体系和治理能力现代化，必须强化风险意识，完善应急管理制度，提高防范化解重大风险能力，积极推进我国应急管理体系和能力现代化。推进应急管理体系和能力现代化，是推进国家治理体系和治理能力现代化的内在需求，也能为其提供有力的保障。

我国应急管理事业起步于2003年应对"非典"疫情之后。为解决卫生防疫基础薄弱、应急响应能力不足等问题，"非典"疫情后，以"一案三制"为四梁八柱的中国应急管理体系逐步建立起来。所谓"一案三制"，"一案"是指应急预案，"三制"则分别是应急管理体制、机制、法制。党的十八大以来，以习近平同志为核心的党中央对应急管理工作高度重视，不断调整和完善应急管理体系，应对自然灾害、突发公共卫生事件和生产事故灾难能力不断提高，创造了许多抢险救灾、应急管理的奇迹，我国应急管理体制机制在实践

中充分展现出自己的特色和优势。党的十九届四中全会明确提出，“构建统一指挥、专常兼备、反应灵敏、上下联动的应急管理体制，优化国家应急管理能力体系建设，提高防灾减灾救灾能力”。习近平总书记在中共中央政治局就我国应急管理体系和能力建设进行第十九次集体学习时强调：“应急管理是国家治理体系和治理能力的重要组成部分，承担防范化解重大安全风险、及时应对处置各类灾害事故的重要职责，担负保护人民群众生命财产安全和维护社会稳定的重要使命。”“要发挥我国应急管理体系的特色和优势，借鉴国外应急管理有益做法，积极推进我国应急管理体系和能力现代化”。国家治理涉及各个领域，解决国家治理过程中所遇到的问题、挑战、瓶颈等，都需要有一整套完善的、科学的、可操作性强的应急管理制度作为依托与保障。面对新冠肺炎疫情，中共中央政治局常务委员会召开会议强调：“要针对这次疫情应对中暴露出来的短板和不足，健全国家应急管理体系，提高处理急难险重任务能力。”这进一步明确了中国应急管理体系建设的努力方向，为持续完善中国应急管理体系提供了根本遵循。

当前及今后一段时间，我们要结合本次疫情应对中的突出问题，全面加强党对应急管理工作的领导体制机制，发挥我国应急管理体系的特色和优势，积极推进我国应急管理体系和能力现代化。坚持党对应急管理工作的全面领导，牢牢把握应急管理体系建设的科学理念和方向。要科学认识应急管理体系中“体系”的意蕴。党的十九届三中全会明晰了中国应急管理体系的理念与方向，《中共中央关于深化党和国家机构改革的决定》中提出，“加强、优化、统筹国家应急能力建设，构建统一领导、权责一致、权威高效的国家应急能力体系”。这既是我国应急管理体系建设的总体目标，更是需要长期秉持的科学理念。各级党委和政府要切实担负起“促一方发展、保一方平安”的政治责任，严格落实责任制。健全风险防范化解机制，从源头上防范化解重大安全风险，真正把问题解决在萌芽之时、成灾之前。加强应急预案管理，健全应急预案体系，落实各环节责任和措施。加强巨灾风险分析与评估工作，提升各级应急信息整合、分析、研判能力，建立健全从常态管理到非常态指挥应对的快速转化机制。研究借助业务连续性管理、情景构建等方法，建立和完善国家巨灾应急预案体系，提高巨灾快速应对能力。研究设计针对重特大突发事件风险、规范化的初期高效响应制度，建立科学规范、权威高效的突发事件现场指挥系统。

（二）健全科学研究、疾病控制、临床治疗的有效协同机制，及时总结各地实践经验，形成制度化成果，完善突发重特大疫情防控规范和应急救治管理办法

当前，疫情防控形势仍然十分严峻，尽管我们取得了积极成效，但仍不能有所松劲，同时要放眼长远，总结经验、吸取教训。在这次疫情应对中，一些地方和部门在预防预警、先期处置、应急能力等方面暴露不少短板和不足。针对这些问题，要抓紧补短板、堵漏洞、强弱项；聚焦这些“病灶”，要对症下药、靶向治疗，切实加以整治提升；要健全科学研究、疾病控制、临床治疗的有效协同机制，及时总结各地实践经验，形成制度化成果，完善突发重特大疫情防控规范和应急救治管理办法。

（三）平战结合、补齐短板，健全优化重大疫情救治体系，建立健全分级、分层、分流的传染病等重大疫情救治机制，支持一线临床技术创新，及时推广有效救治方案

疫情防控不只是医药卫生问题，而是全方位的工作，要科学判

断形势、精准把握疫情，统一领导、统一指挥、统一行动，全力抓好救治和防控各项工作，科学有序打好疫情防控阻击战。就以“平战结合”原则来说，一是要按照“四个统一”原则，即统一数据口径、统一调度管理、统一人员调配、统一物资分派，统筹医疗机构和卫生资源，联合打造行业一盘棋共同战“疫”格局。一旦疫情来临，要能快速完成医院病床腾空工作，随时收治患者，救治定点医院进入准备阶段，各区卫生健康委各医疗机构要迅速启动发热门诊改造。二是要针对防护服等紧缺物资，坚持开源节流，采取审批制度，在保护医务人员绝对安全基础上，以最小量最严格使用防护服计算，为每位医务人员“贴上护身符”，持续保障医务人员生命健康。三是将所有医务人员编入预备役战斗部队，组建医学专家团队，分析研判疫情态势，研究制定诊治方案，强化应急演练，确保召之必来、来之必战、战之必胜。

（四）鼓励运用大数据、人工智能、云计算等数字技术，在疫情监测分析、病毒溯源、防控救治、资源调配等方面更好发挥支撑作用

习近平总书记在全国抗击新冠肺炎疫情表彰大会上的讲话中指出：“无论是开展大规模核酸检测、大数据追踪溯源和健康码识别，还是分区分级差异化防控、有序推进复工复产，都是对科学精神的尊崇和弘扬，都为战胜疫情提供了强大科技支撑！”疫情防控期间，一些新技术有效赋能医疗卫生、生产、交通等重点行业，为疫情防控阻击战提供了新型“武器”。比如，有企业研发的口罩自动化包装系统，结合传送带跟踪技术以及视觉识别技术，明显提高了口罩的包装效率，并缓解了用工紧缺问题；有的小程序开通了线上“找医生”功能，为民众提供方便的线上医生咨询服务。在此基础上，疫情防控中各地还创造性运用了大数据、人工智能、云计算等数字技术，为疫情监测分析、病毒溯源、防控救治、资源调配等方面更好发挥支撑作用。下一步，要按照国家有关部门的要求，进一步完善制度，加强数据监控分析，深化数据支撑服务，通过相关信息对流动人群进行清单级精准分析，充分利用 5G 网络等信息通信技术，联动全国各地的医生、专家，积极发挥线上诊疗的优势，积极开展线上咨询、线上问诊、健康科普、心理援助辅导、居家隔离指导、慢性病送药上门等服务，使广大患者实现足不出户、在家就医，减少出门就医风险等防疫状况，为疫情防控提供全面智能支撑。

四、健全重大疾病医疗保险和救助制度

医疗保障体系是建立健全以基本医疗保险为主体，大病保险为延伸，医疗困难救助为托底，其他医疗保障制度为补充的体系。具体包括职工基本医疗保险（简称职工医保）、城乡居民基本医疗保险（简称城乡居民医保）、大病保险和医疗困难救助制度。党和政府高度重视人民群众健康，逐步健全医疗保障体系。城乡居民医保制度建立以来，政策不断完善，保障措施不断加强。健全重大疾病医疗保险和救助制度，必须进一步完善医疗保障的运行体制、机制，形成自上而下统一的政策体系、监管体系、大数据平台体系等，确保医保政策的统一执行和落实，让人民群众获得更多、更好的医疗保障服务。

（一）完善应急医疗救助机制，在突发疫情等紧急情况时，确保医疗机构先救治、后收费，并完善医保异地即时结算制度

随着基本医保覆盖面的扩大和保障水平的提升，人民群众看病

就医得到了基本保障，但仍有极少数需要急救的患者因身份不明、无能力支付医疗费用等原因，得不到及时有效的治疗，“等钱救命”的现象还时有发生，造成了不良的社会后果。建立疾病应急救助制度就是解决这部分患者的急救保障问题，疾病应急救助制度的建立，是健全多层次医疗保障体系的重要内容，是解决人民群众实际困难的客观要求。疾病应急救助制度是对中国多层次医疗保障体系的完善和补充，是一个全新的工作领域，一些具体标准与工作仍需地方结合实际研究确定，比如对救助对象身份认定的程序等。要进一步完善现行政策，做好疫病等疾病应急救助制度与基本医疗保险制度、大病保险制度和医疗救助制度的衔接。

（二）探索建立特殊群体、特定疾病医药费豁免制度，有针对性免除医保支付目录、支付限额、用药量等限制性条款，减轻困难群众就医就诊后顾之忧

医疗卫生关系着千家万户的幸福安康，也是一种向全体社会成员提供健康服务的特殊社会事业。公益性是一个社会公平正义的体现，也是一个社会和谐稳定的前提，疾病预防控制体系的完善必须体现党全心全意为人民服务的根本宗旨。特别是在建设全面小康社会进程中，贫困是绕不过去的障碍，疾病是块挡路顽石。如果一些贫困家庭和群体因贫看不起病、因病加剧贫困，公平享有健康服务的权利就难以实现。习近平总书记在中央全面深化改革委员会第十二次会议上强调，要探索建立特殊群体、特定疾病医药费豁免制度，有针对性免除医保支付目录、支付限额、用药量等限制性条款，减轻困难群众就医就诊后顾之忧。医保部门和卫生健康部门要加强沟通协商，统一思想认识、任务目标、保障措施，按照党的十九大关于社会保障制度“覆盖全民、城乡统筹、权责清晰、保障适度、可

持续”的基本思路，在聚焦解决深度贫困地区、特殊贫困人口基本医疗保障需求难点问题的同时，采取多种措施，统筹兼顾做好贫困边缘人口基本医疗权益保障工作，确保医疗保障制度发展成果人人享有。

（三）统筹基本医疗保险基金和公共卫生服务资金使用，提高对基层医疗机构的支付比例，实现公共卫生服务和医疗服务有效衔接

自“十二五”医改规划我国建设全民医疗保障制度至今，总体上来看，我国业已建成覆盖城乡全体居民的多层次医疗保障制度，职工基本医疗保险、新型农村合作医疗、城镇居民基本医疗保险和城乡医疗救助制度，分别覆盖从业人员、农村居民、城镇非从业居民和城乡困难群体。城镇基本医疗保险基本实现地级统筹，8省（区、市）实现了省级统筹，基金收支平衡和风险控制能力有所提高，医保待遇公平性有所改善。但仍存在多个重要的问题亟待解决和完善：一方面，基本医疗保险制度城乡分割，弊端日益凸显，整合城乡居民基本医保管理体制的政府部门分歧仍然存在，整合进程滞后于预期。另一方面，随着经济增长步入“新常态”，医疗保险基金的长期平稳运行面临不断增加的巨大压力。与此形成鲜明对照的是，居民个人疾病经济负担仍然较重，社会仍然有强烈的“继续增加医保保障范围和保障力度、继续大幅降低居民负担比例”的期望和呼声，必须予以高度重视并持续推进解决。统筹基本医疗保险基金和公共卫生服务资金使用，提高对基层医疗机构的支付比例，实现公共卫生服务和医疗服务有效衔接，应进一步合并医疗保险基金，公共卫生服务、医疗救治制度以及生育保险制度、工伤保险制度中的医疗、康复和护理服务等相关基金，将各种公共医疗基金归口到单一机构管理，以增强经办机构的购买能力；通过提高医保经办管

理机构管理和经办人员的数量、质量，大力推进信息化建设和智能监控，实现各类购买服务间的衔接；在此基础上，还应该充分发挥商业健康保险的补充作用，鼓励商业健康保险企业参与基本医疗保险经办或承办基本医保，提供基本医疗保险不予覆盖的医疗服务项目，为参保人提供个性化和高质量的医疗服务内容，逐步探索多元保险体制。

五、健全统一的应急物资保障体系

应急物资是指为应对严重自然灾害、突发性公共卫生事件、公共安全事件及军事冲突等突发公共事件应急处置过程中所必需的保障性物质。增强应急物资的管理能力尤其是应急物资的筹措和配送能力至关重要。作为世界上受突发事件影响最严重的国家之一，不管是“非典”、新冠肺炎，还是禽流感、地震、泥石流、各种工业事故……每一次的灾害都严重破坏了我们国家的经济建设和社会发展。健全统一的应急物资保障体系，对降低抗灾成本、减轻疫情等灾害影响具有十分重要的现实意义。

（一）把应急物资保障作为国家应急管理体系建设的重要内容，按照集中管理、统一调拨、平时服务、灾时应急、采储结合、节约高效的原则，尽快健全相关工作机制和应急预案

在中央全面深化改革委员会第十二次会议上，习近平总书记强调，要健全统一的应急物资保障体系，把应急物资保障作为国家应急管理体系建设的重要内容，按照集中管理、统一调拨、平时服务、灾时应急、采储结合、节约高效的原则，尽快健全相关工作机制和应急预案。应急物资是应对安全风险的有力“武器”。我国各类事故

隐患和安全风险交织叠加、易发多发，影响公共安全的因素日益增多，尽快健全应急物资保障体系尤为紧迫。各地各部门既要立足当前，科学精准打赢疫情防控阻击战，更要放眼长远，总结经验、吸取教训，不断完善应急物资保障体系，搭建安全屏障，积极推进我国应急管理体系和能力现代化。一方面，我们要优化重要应急物资产能保障和区域布局，做到关键时刻调得出、用得上；对短期可能出现的物资供应短缺，建立集中生产调度机制，统一组织原材料供应、安排定点生产、规范质量标准，确保应急物资保障有序有力。另一方面，要科学应对，统一调配。在此次疫情防控中，针对暴露出来的短板和不足，需要抓紧补短板、堵漏洞、强弱项。要健全国家储备体系，科学调整储备的品类、规模、结构，提升储备效能；建立国家统一的应急物资采购供应体系，对应急救援物资实行集中管理、统一调拨、统一配送，推动应急物资供应保障网更加高效安全可控。

（二）优化重要应急物资产能保障和区域布局，做到关键时刻调得出、用得上

重要应急物资产能主要取决于国内物资禀赋、供求状况、在经济发展和国防安全领域的重要性、国际物资的可得性等因素。物资的稀缺状况、本国储量占世界总储量比重、本国物资消费占世界总消费的比重、物资的进口集中度、国际市场的价格变化以及主要物资生产国的政治经济稳定性等，都会直接影响到相关物资的战略重要性程度，所以要在科学研判世情、国情的基础上优化重要应急物资产能保障和区域布局，在紧急情况下，必须快速响应，及时高效地提供由于突发性因素产生的物资需求，以及为调用这些物资而进行的物流活动等，快速响应体现在当国家需要时，能拿得出、用得

上，哪里有需要，就能及时调拨到哪里；什么时候有需要，就能保证运能运量，及时送达。调用储备往往涉及多个部门、多个环节、多个储备物资品种与储备运行管理的多种资源，需要有一套协同高效的指挥协调机制，跳出各部门自身的利益诉求，树立“大储备”意识，坚持“一盘棋”推进。成立中央层面的储备领导协调指挥机构，统一指挥，以增强战略物资储备的系统性、整体性与协同性，根据国家战略安全的需要适时调整战略物资储备的品种与规模，进一步提高响应能力。

（三）对短期可能出现的物资供应短缺，建立集中生产调度机制，统一组织原材料供应、安排定点生产、规范质量标准，确保应急物资保障有序有力

近年来，大规模的突发性公共事件如“非典”疫情、新冠肺炎疫情、印度洋海啸、冰雪灾害、汶川地震等在世界各国时有发生，这些突发事件造成的巨大损失，给人们留下了难以忘怀的惨痛记忆。现代社会正处在高速发展的过程中，人口、资源、环境、公共卫生等方面的问题日益严重，导致各类突发事件暴发的频率加快，影响范围扩大，危害程度加剧。我国当前正处在突发性公共事件高发时期，随着城镇化进程的加快，这种形势还在加剧。因此，对短期可能出现的物资供应短缺，建立集中生产调度机制，统一组织原材料供应、安排定点生产、规范质量标准，确保应急物资保障有序有力具有非常重要的现实意义。突发事件之后往往伴随着大量的应急物资需求，采用最优的应急物资调度方案，及时将救援物资送达物资需求点，这直接影响整个突发性公共事件救援行动的成效。因此在应对突发事件的过程中，有必要建立集中生产调度机制，以保障应急过程中所需的物资供应，把灾害影响控制在最小范围内。

（四）健全国家储备体系，科学调整储备的品类、规模、结构，提升储备效能

国家物资储备主要着眼于事关国家安全的突发事件，例如战争、自然灾害、流行疾病、恐怖袭击，发挥“蓄水池”功能。在平常时期，可以调剂物资余缺、平抑物价剧烈波动；在紧急时刻，可以缓解危机事件冲击，保障国民经济正常运行和维护社会稳定。所以，加强应急物资储备已经成为世界各国的普遍选择。党和政府一直高度重视健全国家储备体系。2018 年 3 月，中共中央印发《深化党和国家机构改革方案》，决定组建国家粮食和物资储备局，根据国家储备总体发展规划和品种目录，组织实施国家战略和应急储备物资的收储、轮换、管理等，提升国家储备应对突发事件的能力。习近平总书记在北京调研指导新冠肺炎疫情防控工作时强调，要加强防疫物资保障，重点防控部位的人员和物资都要保障到位。抗击“非典”和新冠肺炎疫情的斗争展示了我国显著制度优势，但也显示出我国在应急管理特别是战略物资储备方面还存在一些薄弱环节，应当尽快找差距、补短板，从提升国家治理能力的高度构建和完善国家战略物资储备体系。

（五）建立国家统一的应急物资采购供应体系，对应急救援物资实行集中管理、统一调拨、统一配送，推动应急物资供应保障网更加高效安全可控

应急物资一般用于防止突发事件的蔓延和后期的重建工作，也包括民众基本生活物资的及时补充。应急物资的采购一般具有以下特点：一是时间短，采购质量高。应急物资采购活动往往关系到人民生命财产安全，因此对时间要求有着强烈的时效性，要求采购时间越短越好，采购程序也要紧凑且简单。但采购时间短和采购程序

精简并不代表着对采购对象要求降低，恰恰相反，由于应急采购自身目的的重要性，它对采购物资的质量、时间等指标要求并不会低于常规采购活动的要求，在某些特殊物资方面甚至可能要求更高。二是物资供应商数量多。应急物资的采购由于其特有的目的性和紧迫性，且短期内造成的需求极大，单一的生产或销售企业往往无法完全供应，通常由多个供应商同时提供，这样又对应急物资采购的最后选择和质量控制造成了困难。三是采购方法与采购行为规范的矛盾。应急采购活动由于其时间的紧迫性，采购部门应当根据采购时限的要求有选择地利用相应的采购方式。但近年来随着我国采购法规建设的加强，一方面加强了采购活动的规范性，提高了采购活动的透明度，另一方面也可能僵化采购模式，迟滞采购活动的开展，如在应急物资的采购中明显不适用招标采购法。目前我国《政府采购法》适用于社会正常有序运行情况下的采购行为，而不包含重大灾害紧急情况的采购。重大疫情发生时期的政府采购，不能完全靠供应商的良知和自觉性，还必须有法律与制度保障。应建立应对重大疫情和灾害的紧急采购制度，通过良好的制度设计，解决好特殊时期采购的援助性、强制性、市场性及补偿性“四性”兼顾问题。

综上所述，提升国家疫灾治理体系和治理能力现代化，涉及法治、防控、救治、保险、救助、应急管理等方方面面，头绪多、任务重，是一项复杂的系统工程。各级领导班子和领导干部要加强学习思考和探索实践，更加注重工作的系统性、整体性、协同性，更加紧贴实战开展干部队伍大培训，弥补能力短板和不足，搞好配套衔接，进一步完善重大疫情防控体制机制，让国家公共卫生应急管理体系更好发挥作用，深入推进国家疫灾治理体系和治理能力现代化，切实维护人民群众生命安全和身体健康，确保有力有序有效应对重大疫灾等各类风险挑战。

参考文献

［1］邓小平：《邓小平文选》（第三卷），人民出版社 1993 年 10 月第 1 版。

［2］习近平：《决胜全面建成小康社会 夺取新时代中国特色社会主义伟大胜利——在中国共产党第十九次全国代表大会上的报告》，人民出版社 2017 年 11 月第 1 版。

［3］《中共中央关于坚持和完善中国特色社会主义制度 推进国家治理体系和治理能力现代化若干重大问题的决定》，人民出版社 2019 年 11 月第 1 版。

［4］《中共中央关于制定国民经济和社会发展第十四个五年规划和二〇三五年远景目标的建议》，人民出版社 2020 年 11 月第 1 版。

［5］邓拓：《中国救荒史》，北京出版社 1998 年 9 月第 1 版。

［6］孟昭华：《中国灾荒史记》，中国社会出版社 1999 年 1 月第 1 版。

［7］李建中：《世纪大疫情》，学林出版社 2004 年 5 月第 1 版。

［8］李文波：《中国传染病史料》，化学工业出版社 2004 年 8 月第 1 版。

［9］王加丰：《西班牙、葡萄牙帝国的兴衰》，三秦出版社 2005 年 5 月第 1 版。

［10］陈高佣：《中国历代天灾人祸》，国家图书馆出版社 2007 年 8 月第 1 版。